MANSUV

E. LUCKES

Les Devoirs Des Cheftaines Hospitalières

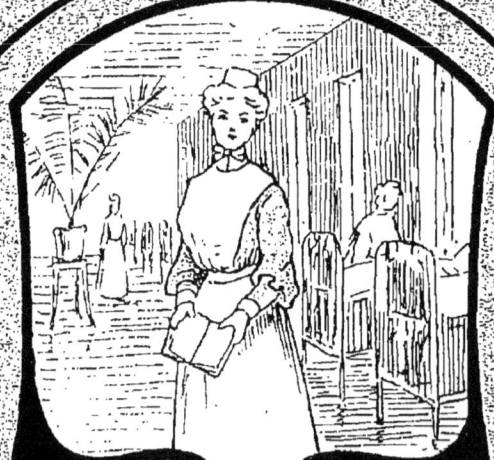

ÉVA LUCKES

Directrice du " London Hospital "

———.ȯ.———

LES

Devoirs des Cheftaines

HOSPITALIÈRES

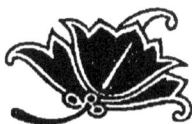

BORDEAUX

IMPRIMERIE G. GOUNOUILHOU

9-11, rue Guiraude, 9-11

1905

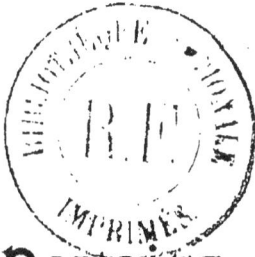

LES

Devoirs des Cheftaines

HOSPITALIÈRES

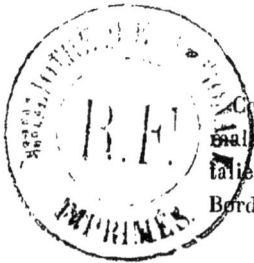

Cette traduction est dédiée aux gardes-
malades laïques françaises des Écoles hospitalières des Hôpitaux civil et protestant de
Bordeaux.

ALICE DE LUZE.

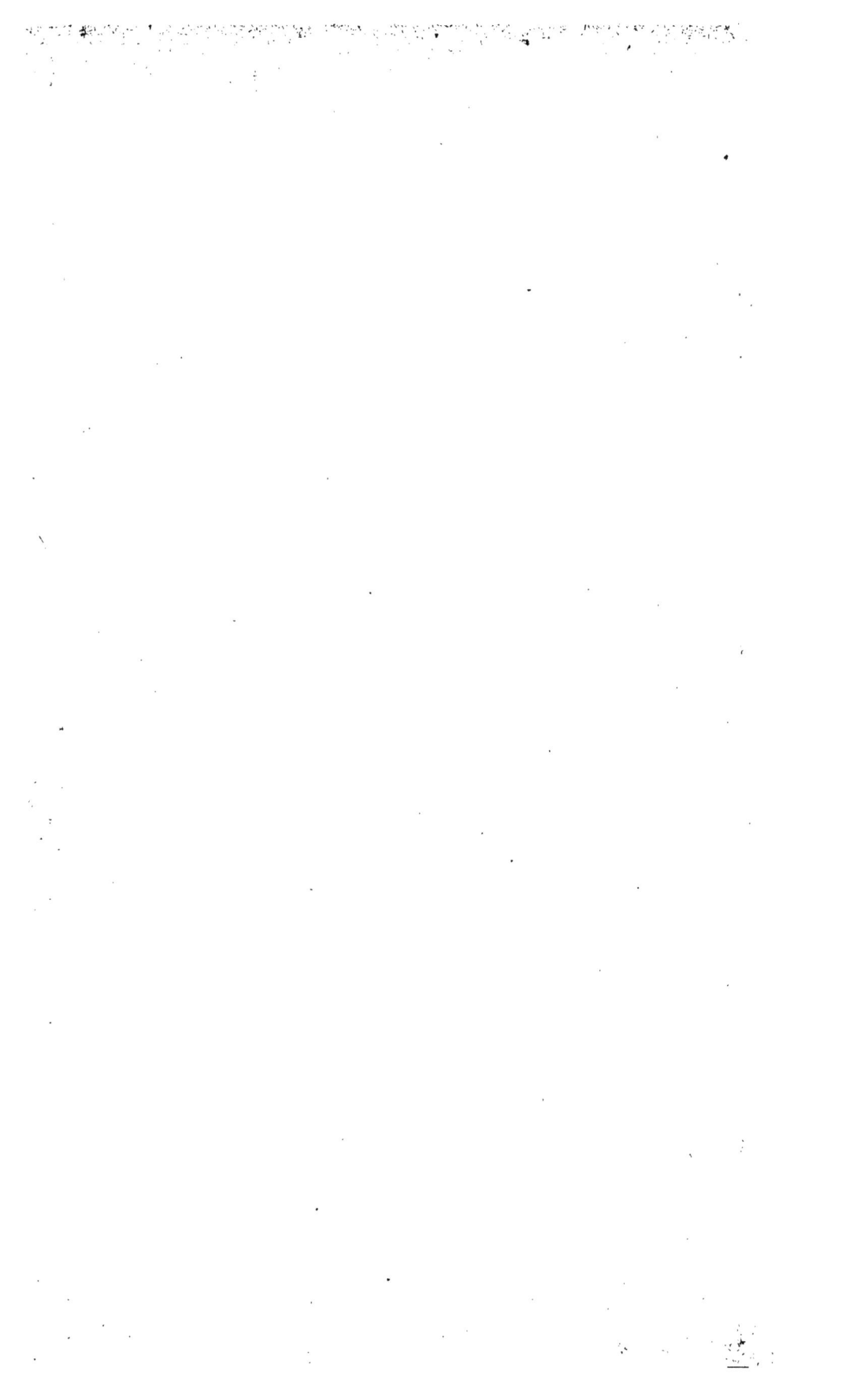

PRÉFACE

Ce travail est destiné à un public très spécial, aux gardes-malades qui aspirent aux postes de cheftaines([1]) dans les hôpitaux.

En effet, ces fonctions sont aussi importantes que variées, car la cheftaine, placée à la tête de plusieurs salles, se trouve responsable du bien-être des malades qui lui sont confiés ; de l'exécution exacte des prescriptions médicales ; de la préparation soigneuse des élèves gardes-malades ; de l'ordre et de l'économie de cette section de l'hôpital.

Le rôle de la cheftaine est souvent plus difficile que celui d'une bonne mère de famille, car malades, médecins, gardes-malades, administrateurs, ne sont reliés par aucune affinité de parenté et présentent la plus grande diversité de tempéraments, opinions, conduite et but dans la vie.

Cet ouvrage, écrit par une directrice de grande expérience, a pour but de signaler aux futures

([1]) Ce mot peut dériver également de « chevet » ou de « chef ». Les Hospitalières de l'Hôtel-Dieu de Paris, dont la fondation remonte au vii° siècle, appelaient *chevetaine* la sœur qui soignait les malades, tandis qu'à Lyon, l'ordre des Hospitalières, qui date de 1690, désigne encore actuellement sous le nom de *cheftaine* la sœur placée à la tête d'un service.

cheftaines l'importance des fonctions auxquelles elles aspirent. L'auteur entre parfois dans des détails qui pourront sembler prosaïques et futiles aux personnes du dehors, mais qui ne le sont point pour le personnel secondaire des hôpitaux. Ainsi, nous trouvons maints conseils sur l'organisation intérieure des salles et sur le travail des servantes; les rapports que doivent avoir les cheftaines avec les gardes-malades sont nettement définis et l'importance du dressage pratique des élèves bien relevé, ainsi que le devoir de leur donner une instruction théorique qui soit vraiment en rapport avec leurs besoins et non pas une occasion d'étaler devant elles une science dont elles n'ont pas à bénéficier.

Les relations entre cheftaines et malades forment l'un des chapitres les plus intéressants de cet ouvrage, enfin leurs rapports avec le personnel médical terminent cette étude complète de la vie de l' « hospitalière ». Ce dernier chapitre est particulièrement utile en France, car le rôle des cheftaines est encore peu connu, puisqu'elles n'existent que dans les rares hôpitaux réorganisés. Il est de la plus haute importance d'éviter les froissements, le plus souvent nés de malentendus, entre médecins et cheftaines qui sont destinés, non pas à se combattre, mais à s'entr'aider sans cesse pour le plus grand bien des malades.

Celles-là seules seront vraiment dignes de recevoir le titre de cheftaines (et plus tard de directrices), qui auront montré comme élèves et simples diplômées le désir constant d'observer les excellents préceptes indiqués dans ce travail, qui a été fait dans un esprit aussi pratique qu'élevé.

Cet ouvrage nous montre que la préparation de la garde-malade est tout autre que celle qui était jugée suffisante il y a cinquante ans, qu'il ne s'agit pas non plus qu'elle se borne à étudier beaucoup de théories pour passer de brillants examens, mais qu'elle acquière une véritable capacité scientifique et pratique en faisant le service des malades. Mais ce n'est pas tout, il faut que la femme qui aspire à ces postes élevés, s'applique à acquérir aussi les *qualités morales* sans lesquelles elle ne pourrait être estimée de tous et dont l'ensemble doit constituer chez elle la *vocation*.

Puisse-t-il se trouver beaucoup de jeunes filles désireuses d'utiliser quelques années de leur vie à la poursuite de ce noble but, la meilleure des préparations à la vie de famille, si le ciel les y destine, et le plus sûr moyen de ne jamais trouver la vie insipide, vide ou neurasthénisante.

« Vivre pour les autres, » c'est la devise des meilleures femmes et doit être aussi celle des cheftaines des hôpitaux.

Dr Anna HAMILTON,

Directrice de l'École hospitalière de l'Hôpital protestant de Bordeaux.

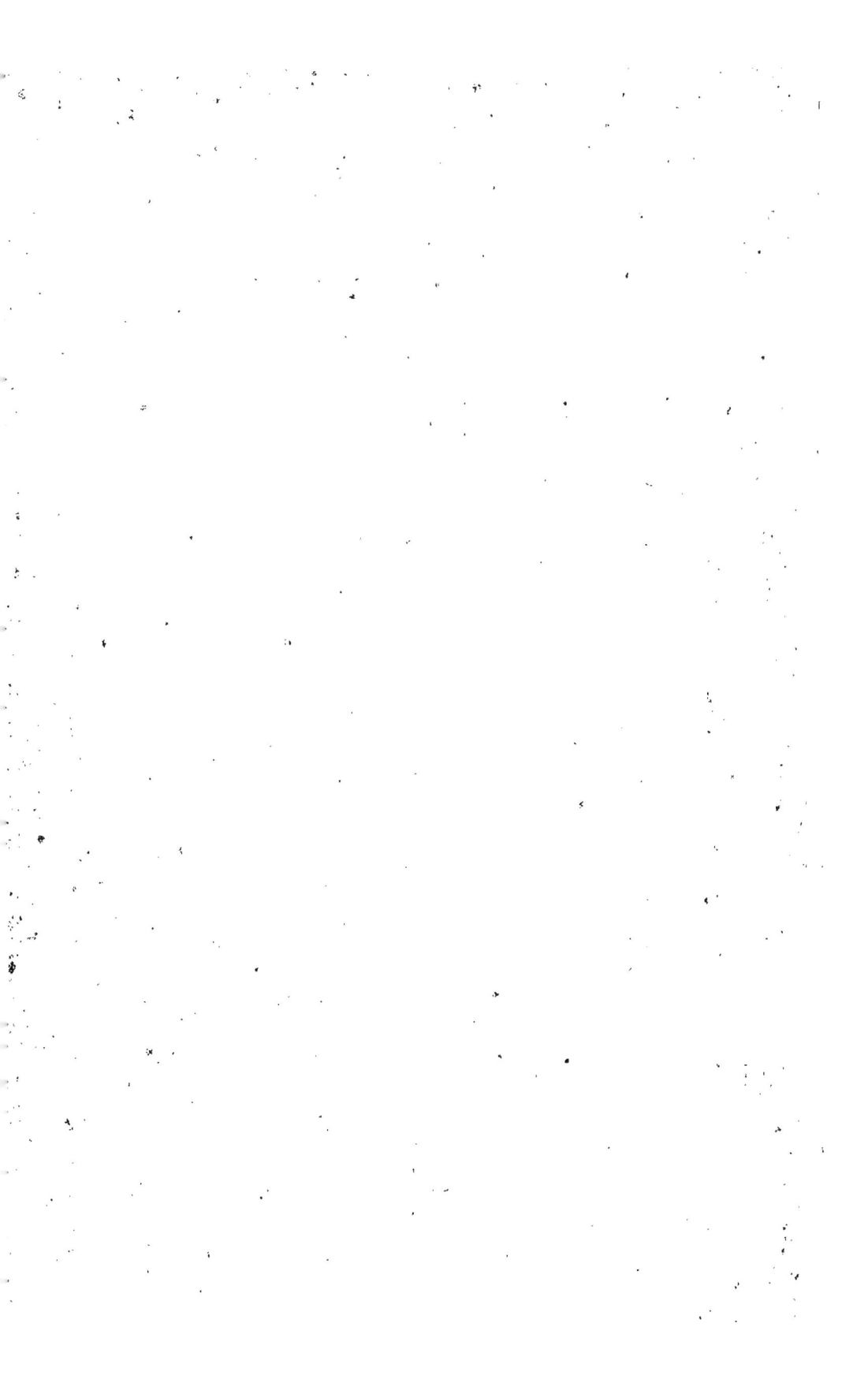

LES

DEVOIRS DES CHEFTAINES

Hospitalières

CHAPITRE PREMIER

Introduction

Il peut paraître superflu d'ajouter encore un volume aux nombreux livres qui traitent des soins à donner aux malades; mais je n'ai pas réussi à trouver, parmi ces ouvrages, un seul qui répondît exactement au besoin spécial auquel ce travail, dans une certaine mesure, a pour but de remédier.

Une garde-malade diplômée, ayant atteint le grade de cheftaine, cherchera en vain, parmi les manuels d'instruction connus, celui qui pourra lui indiquer les rapports qu'elle doit avoir avec ses subordonnées, ainsi que les devoirs qu'elle doit remplir et qui diffèrent entièrement de ceux de ses aides. J'espère que mes conseils, fruits d'une longue expérience hospitalière, pourront être de quelque utilité à une cheftaine embarrassée en débutant dans son poste.

Bien des difficultés inévitables pourraient être atténuées, si la cheftaine avait soigneusement étudié la meilleure méthode de les aborder et si elle s'y était préparée à l'avance.

On suppose généralement qu'une bonne élève fera une bonne cheftaine après avoir été une bonne diplômée. Il devrait en être ainsi! Mais la position de cheftaine demande bien d'autres qualités que celles de diplômée ou d'élève; une notion plus exacte de ces qualités ferait immédiatement comprendre que cette supposition est erronée. Je ne veux pas prétendre que rien n'ait été fait jusqu'ici pour aider les cheftaines des hôpitaux dans l'accomplissement de leurs devoirs. Elles trouveront parmi les instructions générales écrites pour toutes les gardes-malades bien des indications qui leur sont aussi particulièrement destinées, ainsi qu'à celles qui s'occupent de soigner dans les quartiers ou paroisses d'une ville, dans les communes rurales ou dans les familles particulières. Il y a cependant de nombreux devoirs qui incombent aux cheftaines dont l'importance ne semble pas encore être reconnue. La parfaite connaissance du soignage n'est qu'une des nombreuses qualités considérées comme indispensables. Il n'est pas étonnant que ceux qui n'ont pas fait personnellement d'expérience hospitalière n'en conviennent pas, mais, chose curieuse, même les personnes qui ont eu l'avantage de cette expérience, ne possèdent souvent pas assez de clair-voyance pour discerner tout ce qu'il faut exiger d'une cheftaine pour qu'elle puisse accomplir ses devoirs d'une façon satisfaisante, en dehors de son savoir technique. Bien qu'écrivant plutôt pour les cheftaines et les gardes-malades que pour le public, je ne leur parlerai pas du « soignage », je veux seulement attirer leur attention sur les autres devoirs dont elles sont également chargées à côté du soin des malades.

Les qualités nécessaires à une bonne maîtresse de maison sont essentielles à une cheftaine, le même intérêt pour les autres, la même méthode dans l'organisation du travail, la même préoccupation de prévoir d'avance les incidents journaliers pouvant se produire, la même facilité à parer à l'imprévu, le même bon caractère pour accepter les froissements quotidiens entre tant de nature différentes, la même invariable politesse à l'égard des visiteurs de toutes catégories, même si leur visite est inopportune. Toutes ces qualités et bien d'autres encore, trop nombreuses et trop réelles pour être énumérées ici, qui servent de base à un ménage bien dirigé, ne sont pas moins indispensables à une cheftaine d'hôpital.

Le bon caractère d'une cheftaine agira non seulement sur le bien-être des malades qui lui sont confiés, mais il aura aussi une influence marquée sur

le personnel de l'école qu'elle a sous sa direction et
qu'elle doit instruire et guider.

Certes je ne songe pas à exalter la vie d'hôpital
au détriment de la vie de famille; au contraire, je
désire démontrer la nécessité d'y apporter les vertus
familiales les plus douces, et d'inculquer à toute
femme qui pense que le poste de cheftaine est l'emploi qui lui convient le mieux, ce que sont en réalité la nature et les qualités exigées par ce travail.

Si nous acceptons l'axiome que les hommes sont
aptes à certains travaux et les femmes aptes à en
accomplir de différents, nous comprendrons aussitôt que les femmes réussiront mieux dans le
genre de travail qui demande spécialement des qualités féminines par excellence. Je voudrais insister
sur ce point parce que bien des personnes semblent
croire que du moment où elles entreprennent un
travail qui les sort de leur petit cercle ordinaire,
elles peuvent dans cette nouvelle voie se passer des
qualités qui les rendaient utiles chez elles; or,
j'estime que c'est une grave erreur. Nous avons
besoin des mêmes qualités, mais plutôt agrandies
que diminuées, pour nous aider à accomplir à l'hôpital un travail qui soit vraiment bien fait. Si ces
qualités sont solides et vraies, elles gagneront en
force par l'exercice constant que leur donne la vie
hospitalière, de sorte que leur valeur et leur utilité
augmenteront pour le plus grand bien de la personne qui les possède et du travail qu'elle accomplit. Il est évident que pour exercer une profession

entraînant tant de responsabilités, il faut posséder plus que des qualités superficielles, sinon la charge deviendrait trop lourde, et le travail se ressentirait de l'insuffisance de celle qui l'aurait entrepris sans être bien qualifiée pour l'accomplir.

Des natures timides et douces, bien dirigées par une autorité supérieure, peuvent faire beaucoup de bien, mais elles ne deviendront jamais de bonnes cheftaines. Étant plus habituées à se reposer sur les autres qu'à compter sur elles-mêmes, elles se trouveront ahuries par les instructions qui leur seront demandées à chaque instant, et elles n'auront pas l'énergie nécessaire pour guider les autres. De telles femmes, devenant gardes-malades, feront d'excellentes aides, surtout si elles se trouvent placées sous une influence favorable à leur développement; mais ce n'est pas le type de la vraie cheftaine. Elles possèdent des qualités, mais en trop petit nombre. D'autre part, une nature dure, revêche, peu sympathique, est évidemment la moins douée pour un emploi qui convient essentiellement à des femmes possédant à un haut degré les traits de caractère qui constituent la femme essentiellement féminine.

Les natures brusques et peu compatissantes trouveront peut-être leur voie dans une autre carrière, mais certainement pas dans celle qui les met en contact journalier avec ceux qui souffrent. Nous ne pouvons pas aider les autres si nous ne savons pas deviner ce qui leur manque, nous mettre à leur place: c'est le cas de la femme dépourvue de sympathie et qui prétend pourtant devenir une cheftaine de premier ordre.

Les femmes chez lesquelles la douceur et la tendresse sont unies à une grande force de caractère, qui ont une perception vive des besoins de ceux qui les entourent, sur lesquelles on peut infailliblement compter et qui conservent une grande sérénité dans tout ce qu'elles entreprennent, ces femmes-là seront les mieux faites pour soigner et guider les autres ; elles trouveront dans la carrière hospitalière d'excellentes occasions d'exercer une vraie et noble influence dans un but utile. Mais je ne désire nullement dans mon enthousiasme exalter la vie d'hôpital en rabaissant les autres carrières et particulièrement au détriment de la vie de famille qui, avec ses multiples devoirs domestiques, ouvre au développement du caractère un champ bien plus vaste qu'on ne le suppose d'ordinaire. Il est évident que le type de femme que je décris ici sera aussi celui de la meilleure cheftaine, et que la femme qui sera impropre à l'une de ces fonctions, le sera également pour l'autre. Il est évident qu'une mauvaise économie est regrettable dans un petit ménage, qu'elle est désastreuse dans une famille nombreuse et que l'incapacité d'une personne assumant les charges d'une cheftaine est encore plus regrettable. Une personne incompétente fait plus de mal en entreprenant une œuvre publique que si elle s'était contentée d'agir dans la vie privée. Que celles qui sont incapables de remplir les conditions voulues

pour être à la hauteur de ces postes élevés, n'acceptent pas ces fonctions qui les mettent en contact
avec tant de monde ! Qu'elles exercent leur influence
dans une sphère plus restreinte et qu'elles laissent
à d'autres, mieux qualifiées qu'elles, la charge qui
est au-dessus de leurs forces !

C'est une grande erreur de méconnaître l'avantage d'une sérieuse éducation pour entrer dans un
hôpital ou de prétendre que la science est inutile
dans ce genre de vie. Par exemple, la connaissance
de plusieurs langues étrangères peut ne pas être
indispensable, mais elle offre de grands avantages.
Un esprit cultivé, preuve d'une éducation soignée,
est également précieux pour une bonne garde-
malade; son œuvre en profitera et elle-même y
trouvera son avantage. Beaucoup de gardes-malades
font l'expérience que leur vocation réclame, outre
les connaissances techniques dont j'ai parlé, beaucoup d'autres qualités morales et spirituelles dont
elles ne se doutaient pas, ne se rendant pas immédiatement compte des directions si diverses dans
lesquelles leur influence avait à s'étendre. Cette
faute est naturellement plus marquée chez les nouvelles cheftaines. Dans bien des cas, ce qui serait
utile autant aux cheftaines qu'à leurs subordonnées
ne se fait pas, et cela non pas que les cheftaines
n'en soient point capables, mais parce qu'elles ne
reconnaissent pas l'utilité d'exercer leur influence
dans telle ou telle direction. Il est pourtant universellement reconnu qu'il est plus facile d'atteindre

un but en ayant constamment devant les yeux un idéal bien défini, même s'il est impossible à atteindre, que de se contenter d'accomplir ses devoirs machinalement sans un but élevé à poursuivre.

Une cheftaine devrait travailler avec la ferme résolution d'étendre sa légitime influence dans toutes les directions où elle pourrait rendre de bons services.

Je parle ici avec la plus grande sympathie, connaissant toutes les épreuves dont la vie d'hôpital est journellement semée et en reconnaissant la grandeur de l'effort qu'on doit faire pour *bien* remplir *tous* ses devoirs! Je désire sincèrement aider celles qui ont récemment entrepris ou comptent entreprendre ce travail. On comprendra par bien des petits détails que j'écris plus particulièrement pour les cheftaines du « London Hospital », quoiqu'on m'ait souvent assuré que le besoin d'un guide précis sur les devoirs des cheftaines en général — devoirs très différents de ceux des gardes diplômées ou des élèves — se fasse partout sentir. Ce guide peut du reste servir, à peu de détails près, à toutes celles qui sont placées à la tête d'une ou de plusieurs salles dans n'importe quel hôpital. Des gardes-malades consciencieuses ont besoin d'un idéal défini vers lequel elles concentreront toutes leurs énergies. Il est très encourageant de se rendre compte des résultats heureux et beaux et nobles que peut donner le travail d'une cheftaine, et en même temps il est très important d'examiner quels sont les obstacles qui, dans la pratique, empêchent le perfectionnement de ce travail. Cette critique n'est pas faite avec un esprit mordant ni dans une intention personnelle vis-à-vis de celles qui comprennent et déplorent les lacunes de leur travail. Tous les conseils, pour être utiles, doivent être pratiques; on ne pourrait songer à améliorer une branche quelconque du service d'hôpital en se plaçant uniquement à un point de vue théorique. C'est pourquoi nous devons envisager les choses comme elles existent aujourd'hui *en réalité* et la manière dont il faut s'y prendre pour les améliorer, et alors ce livre pourra être d'une véritable utilité.

En examinant les diverses branches du travail d'une cheftaine, nous étudierons « *ce qu'il y a à faire* » et « *ce qu'il faut éviter de faire* », car l'une et l'autre de ces recherches peuvent être profitables. Si chaque cheftaine résistait fermement à la routine de *ce qui a été fait* ou *mal fait* par celles qui l'ont précédée et essayait de mieux faire, il y aurait un véritable progrès. La recherche de ce qu'il y a de défectueux dans les systèmes auxquels nous sommes déjà habituées, n'est peut-être pas la part la moins importante de notre tâche.

En réfléchissant à ces différents sujets, on ne trouvera pas extraordinaire que, même après avoir été dressée comme élève et s'être familiarisée avec le travail pratique d'une garde-malade diplômée, une cheftaine débutante rencontre tout d'abord dans sa nouvelle position maints sujets de surprise,

surtout si elle ne s'est pas préalablement rendu
compte de ce que comporte cette charge.

Je ne veux pas prétendre qu'il ne se trouve pas
des femmes qui, comme élèves et comme gardes-
malades diplômées, n'aient pas assez de perspicacité
pour comprendre ce qu'est en réalité le travail
d'une cheftaine; mais ce sont là des exceptions. La
plupart du temps elles seront entièrement absorbées
dans leurs propres travaux et porteront toute leur
attention sur ce qui les concerne plus directement
elles-mêmes.

La nouvelle surveillante sera d'abord oppressée
par le poids de sa responsabilité. Elle se posera à
chaque instant des questions comme celle-ci : « Si
quelque chose d'imprévu arrivait » ou « si le docteur n'était pas satisfait? » « Pourvu que je ne fasse
pas d'erreurs sur les feuilles! » et ainsi de suite. Un
peu d'expérience prouve qu'il n'est nullement probable que toutes ces catastrophes arrivent et que, en
survenant, il est très peu probable qu'elles se produisent toutes à la fois. Une cheftaine ayant la
charge de 5o ou 6o malades (comme c'est le cas au
London Hospital) et la responsabilité de tant d'élèves
ne pourra s'empêcher d'être pénétrée de la lour-
deur de sa tâche. Si elle ne l'est pas, cela prouvera
de suite qu'elle est incapable d'en remplir les
devoirs.

Avec l'habitude, ce sentiment écrasant de responsabilité diminue graduellement ; et c'est *alors*
qu'ayant acquis par son travail une certaine *con-*

fiance en elle-même, en ses forces et *en ses capacités,*
une cheftaine indépendante peut comprendre la
grandeur de son poste et ce qu'elle doit faire pour
le remplir dignement. Lorsque les devoirs mécani-
ques (si je puis ainsi parler) lui sont devenus aussi
faciles que ceux d'une diplômée ou d'une élève,
lorsque la routine, qui au premier abord lui parut si
compliquée qu'elle absorba une partie de ses forces,
lui sera devenue familière, elle pourra alors approfondir les principes généraux de sa tâche de cheftaine. Tout en s'occupant des moindres détails
journaliers, elle doit porter ses regards plus haut.
Elle apprendra ainsi à reconnaître la portée de ce
qu'elle dit, de ce qu'elle fait *comme cheftaine* et
elle jugera de l'effet qu'elle produit sur toutes
celles qu'elle doit instruire et qui doivent l'imiter.
Cette responsabilité est si évidente et logique
qu'il semble presque superflu d'en parler ici, et,
cependant, je suis persuadée que celles qui ont
été « dressées » pendant au moins deux ans et
qui probablement se sont dressées elles-mêmes
à des habitudes d'obéissance rapide, admettront
qu'il faut un grand effort de volonté pour acquérir de l'empire sur leur attitude et sur leur
obéissance envers leurs supérieures. Les cheftaines
doivent avoir de l'autorité sur leurs subordonnées
et, par conséquent, elles doivent se préparer avec
soin à cette tâche. C'est une chose qui ne doit
jamais être oubliée. Si elles ne le voient et ne le
comprennent pas, elles ne pourront exercer aucun

contrôle sur celles qui travaillent sous leurs ordres, et elles souffriront elles-mêmes de ce manque d'autorité qui est indispensable pour remplir leurs devoirs de cheftaine. Dans notre œuvre, ce sentiment de responsabilité doit être soigneusement développé, jamais diminué, et cela dans l'intérêt de tous : premièrement, lorsque la difficulté d'apprendre à diriger est aggravée par la résistance des élèves à se laisser conduire; ensuite lorsque, le sentiment de nouveauté étant passé, personne ne discute plus l'autorité de la « cheftaine », elle doit décider si elle est capable ou incapable de montrer ses capacités. Une cheftaine doit servir d'exemple par sa conduite, sa tenue, ses conversations et la connaissance parfaite du travail qu'elle accomplit et qui la met en contact avec tant de personnes.

Les élèves ont raison de mettre toute leur énergie à apprendre « l'art de soigner », et, si cela les intéresse, à apprendre en même temps le système administratif de nos hôpitaux. Elles le peuvent parfaitement, et l'expérience qu'elles acquerront ainsi arrêtera leurs critiques. Si judicieuses que paraissent ces critiques, une élève est trop ignorante de l'ensemble de l'œuvre pour pouvoir être un bon juge. Je ne veux nullement décourager les observations sérieuses ou les réflexions que font naître chez les élèves certains détails de l'administration hospitalière. Au contraire, je crois qu'il est très désirable qu'elles prennent un intérêt très réel à l'œuvre considérée comme un tout aussi bien que comme une œuvre à laquelle chacune participe; mais celles qui réfléchissent le plus seront les premières à admettre que ce n'est pas à elles, les élèves, à juger et à instituer des réformes. Elles seront assez raisonnables pour comprendre qu'elles serviront mieux l'œuvre générale en accomplissant implicitement et parfaitement la part du travail qui leur est assignée. Elles réserveront leurs théories pour plus tard, lorsque les épreuves et l'expérience les auront mûries, leur auront prouvé que leurs idées étaient bonnes, et elles pourront les faire valoir lorsqu'elles seront placées dans d'autres postes. Les cheftaines, sans agir d'une manière tout à fait indépendante, doivent cependant considérer leur travail particulier comme faisant partie d'une œuvre générale, tout en le regardant à leur point de vue très particulier. Je voudrais aussi qu'elles portent leurs regards au delà de leur propre institution, qu'elles se forment une idée juste de la profession de garde-malade dans ses branches les plus variées en les étudiant dans tous les pays. De très bonnes cheftaines reconnaissent parfaitement que c'est une très grande tentation de s'occuper exclusivement de ce qui se passe dans leurs dortoirs et d'oublier les intérêts du dehors et ce qui concerne l'hôpital en général!

Naturellement, il ne suffirait pas à une cheftaine d'émettre une idée pour que cette idée soit de suite acceptée dans tout l'hôpital, mais celles qui ont un véritable zèle et regardent plus loin que leur horizon immédiat, augmenteront leur influence par leur activité complaisante et auront la satisfaction d'avoir été les instruments du progrès de l'art de soigner les malades, considéré dans son ensemble.

Cette même tendance à l'égoïsme est cause que certaines cheftaines ne comprennent que lentement qu'elles ne doivent pas considérer leurs subordonnées d'un œil indifférent; j'entends cet égoïsme qui vous porte à ne pas aider une nouvelle élève lorsqu'on n'y voit aucun intérêt soit pour soi-même, soit pour le travail, ou bien encore cet égoïsme qui fait obstacle à l'avancement d'une garde-malade capable appelée à un poste au dehors ou dans une autre partie de l'hôpital parce qu'il résultera de ce déplacement un ennui pour la cheftaine.

Nous savons qu'il y a eu des cheftaines (ce type, nous l'espérons, s'éteint rapidement) qui ne prennent aucun intérêt à l'instruction d'une nouvelle recrue qui pourrait bien apprendre sous leurs ordres, tout simplement parce qu'elles n'y trouveraient aucun avantage personnel, tandis qu'il y en a pour elle au contraire à garder longtemps cette élève dans leur salle. Un tel procédé est si mesquin qu'il paraît inutile de le signaler. Cependant cette tentation existe peut-être inconsciemment chez certaines cheftaines qui méconnaissent leurs devoirs tout en ayant un sincère désir de bien les accomplir. J'ai connu des gardes diplômées et des cheftaines qui n'instruisent pas leurs élèves parce que l'ignorance de celles-ci contrastait avec leur propre savoir et le mettait en relief. Il est inutile de s'étendre ici sur ce sujet et de prouver combien de tels caractères étroits et méprisables sont incompatibles avec la vocation choisie. Dans tous les cas, elles y perdent beaucoup elles-mêmes, car l'hôpital est le meilleur endroit pour prouver la vérité de ce vieux proverbe : « Un bon moyen d'apprendre est de s'instruire; un meilleur d'écouter, et le plus efficace est d'enseigner les autres. » Les cheftaines vraiment intelligentes seront toutes de cet avis. Je crois que celles que j'ai mentionnées plus haut sont heureusement rares et je suis persuadée que si elles ont échoué en « dressant » leurs élèves, c'est qu'elles n'ont pas attaché, même avec les meilleures intentions du monde, une assez grande importance à ce devoir. Elles estiment que cette part de leur travail est une de celles qu'on fait « quand on en a le temps » ou « lorsqu'il n'y a pas autre chose à faire », et qu'il n'est pas essentiel de trouver le *temps* pour ce travail. J'ai l'espoir que les cheftaines comprendront ce devoir dans toute son importance et qu'elles lui donneront une large part de leur attention. C'est seulement par la pratique que bien des cheftaines découvrent les capacités, que probablement elles possèdent, pour instruire systématiquement et agréablement leurs élèves. Il se peut que pour certaines ce don soit naturel, mais beaucoup d'expériences demeurent lettre morte pour leurs élèves, si elles ne prennent pas la peine de leur donner des explications dé-

taillées. Pour la plupart des cas, les cheftaines qui
ont le don de l'enseignement, sont prêtes à en user
si elles sentent bien que c'est leur devoir de s'en
servir. Celles qui n'ont pas ce don peuvent faire
leur travail admirablement, mais elles ne pourront
jamais devenir de bonnes cheftaines, et si elles
occupent ce poste élevé, beaucoup de personnes
souffriront de cette lacune; j'espère pourtant que ce
sera l'exception. La manière efficace d'instruire les
élèves consiste à utiliser pendant le travail quotidien
de la salle toutes les occasions pouvant servir de
leçons. Cela peut paraître une tâche formidable, mais
je crois que les cheftaines trouveront bien vite que
les difficultés diminueront rapidement. Je crois que
« vis et instruis » est aussi bien un proverbe que
« vis et apprends », dit George Eliot, et je suis sûre
que ceci s'applique aux cheftaines d'hôpital. Nous
devons enseigner pour le bien ou pour le mal; et
si nous alimentons la lampe intérieure, comme
dit le Quaker, en la garnissant et nettoyant toujours
avec soin, l'instruction que nous donnerons sera
finalement très bonne. Il n'existe pas une ambition
plus noble que celle que met en nous cette conviction profonde que nos aptitudes sont d'une grande
importance pour les autres et que leur utilité est
illimitée; il faut donc que notre influence grandisse.

Le besoin de secours efficaces s'impose. Médecins
et chirurgiens s'aperçoivent promptement à qui ils
ont affaire pour les soins donnés aux malades et si
une cheftaine possède réellement les qualités per-

sonnelles qui seules peuvent inspirer confiance.
Les malades sont entièrement livrés aux mains de
la cheftaine ; le ton et les manières dans sa salle se
ressentent de son influence. Ses malades ont constamment recours à elle, mentalement, moralement
et physiquement. Les gardes-malades diplômées
et les élèves la regardent comme leur guide et
apprennent tout d'elle. Il est possible que toutes
profitent de son exemple bien plus qu'elle ne peut
le croire. Si nous comprenons que c'est par ses
subordonnées que la cheftaine arrive à faire faire
le travail, et qu'en même temps ces mêmes subordonnées sont les liens qui étendent son influence
dans des directions nombreuses et variées, nous
arrivons à une plus juste appréciation de l'importance du caractère de celles qui aspirent à être
cheftaines.

En plus des qualités que je viens d'énumérer, la
cheftaine a l'obligation de remplir consciencieusement les devoirs qui lui sont confiés, et cela aussi
bien vis-à-vis du malade que de ses supérieurs qui
ont le droit de s'y attendre. C'est un devoir qui
risque certainement de n'être pas oublié ; cependant,
en étudiant le poste de cheftaine, je ne veux pas le
passer sous silence. Il est probable que beaucoup,
parmi celles qui aspirent à être cheftaines, ont
conscience qu'il n'implique en rien la fin de leur
« dressage hospitalier », et qu'il est nécessaire
d'aider par des suggestions pratiques celles qui sont
sérieuses dans leurs désirs d'arriver à la perfection.

Il faut une rare combinaison de qualités pour remplir une tâche aussi complexe — cela est évident — mais la plus encourageante des interprétations est celle qui montre ce qui *peut* être fait par celles qui comprennent leur tâche et mettent toute leur énergie à la bien remplir.

Comprendre le besoin est déjà un pas en avant. Le pouvoir de le réaliser peut être obtenu par degrés, mais c'est déjà beaucoup d'y travailler. Prenons courage en voyant que d'autres sont arrivées à porter assez allègrement le fardeau souvent très lourd de leurs responsabilités. Nous pouvons aussi nous rappeler que les qualités essentielles à notre propre développement et pour atteindre un pareil succès est justement cette capacité de nous élever toujours.

Je ne me suis pas étendue sur les avantages particuliers propres au poste de cheftaine comparés à ceux d'une garde-malade diplômée ou à ceux des élèves parce qu'ils sont trop évidents, mais je veux insister sur ce qui devrait en être le principal attrait : les moyens toujours plus grands d'utilité incombant à de plus lourdes responsabilités. Ces différents devoirs apporteront certainement à la cheftaine leurs grandes compensations et les heureux résultats de son œuvre seront pour elle un grand encouragement. Mais il faut bien se dire qu'il faut faire de constants efforts ; les résultats viendront sûrement, et peut-être du côté où nous nous y attendons le moins ; c'est pour cela qu'il faut que notre travail ne dépende pas entièrement de ces résultats. Dans bien des cas la lutte est difficile, mais ce travail est par lui-même un de ceux qu'il vaut la peine d'accomplir. C'est ce travail constant d'amélioration qui élève tous les jours de sa vie la femme qui est susceptible de développement, et il le fait par l'exercice constant de toutes les facultés qui lui ont été données. Il faut toute l'endurance, la patience, le désintéressement, l'active sympathie qui sont le partage des femmes pour donner à d'autres ce qu'elles ont reçu et rendre leurs services inestimables à ceux qui les reçoivent. Ces qualités sont latentes en chacune de nous et ne demandent qu'à être mises en action. Puissent-elles toujours répondre à l'appel! Si la tâche n'était pas difficile, où serait le mérite dont nous entendons tant parler, et quelquefois si à tort? Si l'art de soigner n'est pas exclusivement instinctif, l'art d'une bonne cheftaine l'est encore moins. Si nous sommes convaincues de cela, celles qui aspirent à exceller dans ces fonctions ne considéreront pas qu'elles perdent leur temps en essayant par tous les moyens possibles de parvenir à la hauteur de leur tâche.

En traitant ce sujet, je me suis efforcée de me mettre autant que possible à la place d'une garde-malade diplômée ou d'une élève qui est appelée au poste de cheftaine du « London Hospital ». J'ai d'abord considéré l'administration générale de la salle en détail, car c'est une des principales questions. Ensuite je me suis étendue sur les relations qui doivent exister entre la cheftaine et ses gardes-malades diplômées et élèves qui assurent l'exécution parfaite des différentes parties de leur travail commun. Je suis entrée dans beaucoup de détails sur le « dressage » des élèves, parce qu'il faut que ce sujet soit mieux compris qu'il ne l'est à présent et qu'on se forme une appréciation plus juste de son importance. Il ne faut pas oublier que du succès de cet enseignement dépend aussi le succès des œuvres présentes et futures. Je suis certaine que si on faisait des efforts communs plus grands, de meilleurs résultats seraient obtenus. J'ai consacré un chapitre spécial aux « soins des malades », car c'est le devoir le plus important de la cheftaine. Les malades sont en effet la cause de l'existence même des gardes-malades. Il est évident que le travail d'une cheftaine est susceptible d'un bien plus grand développement et que beaucoup de bien reste en souffrance par manque de capacités de la part de celles qui occupent ces postes. Les cheftaines qui ont atteint ce but élevé entraîneront certainement celles qui n'attendent qu'une impulsion pour les suivre. Elles graviront les mêmes sommets avec une admirable patience si des empreintes de pas très distinctes leur indiquent le chemin.

Les progrès relatifs à « l'art de soigner les malades » sont de date récente et ces progrès n'ont pas été accomplis sans beaucoup de difficultés de la part de nos prédécesseurs, cependant ces progrès sont très encourageants ; le chemin qu'il nous reste à faire est déblayé, alors que nos devancières luttaient avec courage contre tant d'obstacles, de préjugés et cette horreur des nouveautés qui barrait leur route.

Personne, en Angleterre, ne nie maintenant le droit qu'a une femme bien élevée et de bonne famille d'être garde-malade, pourvu qu'elle possède les qualités et le dressage nécessaires. La confiance du corps médical et du public lui est acquise, et il y a une magnifique occasion pour la femme de se montrer digne de la place qui lui est maintenant accordée.

Ce n'est pas un mince privilège de pouvoir accomplir un travail qui demande tant de qualités féminines, un travail qui ne doit donner lieu à aucune rivalité, mais qui demande toutes les forces, toutes les intelligences. Il n'y a rien dans la nature de ce travail qui doive émousser la compassion de la cheftaine, rien qui puisse amoindrir ses facultés de sentir, ni lui faire désavouer sa bonne éducation, rien enfin qui la rende moins apte à la vie de famille. Tout travail hospitalier est une source d'éducation spéciale et générale pour toute femme sérieuse et intelligente. Celles que cela amoindrirait — et il faut admettre qu'il y en a — sont certainement celles qui ne possédaient aucune qualité pour cette tâche.

J'ai entrepris ce livre poussée par le désir très grand d'aider celles qui ont tant de travail entre leurs mains et parce que je pense être utile en plaçant devant leurs yeux très directement quelques-uns de leurs devoirs les plus importants. Les résultats que ce livre donnera, seront de peu d'importance, mais cependant il peut faire du bien.

Il faut regarder l'œuvre de haut, voir combien nous l'empêchons de progresser par nos tendances égoïstes ou par ce que nous faisons ou oublions de faire! cela nous aidera à mieux accomplir notre tâche et nous montrera comment servir les autres. « Que celui qui est le plus grand parmi vous, soit comme le moindre; et celui qui gouverne, comme celui qui sert. » Si une cheftaine peut se rappeler que ce principe doit être le sien, les différentes parties de son œuvre lui apparaîtront sous leur vrai jour et toute leur grandeur. Etre convaincue de ce principe et travailler avec persévérance, c'est assurer le succès de l'œuvre entreprise.

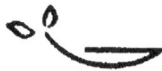

CHAPITRE II

Organisation intérieure des salles et surveillance des filles de salles.

Quand une élève diplômée a été nommée cheftaine d'une ou de plusieurs salles, elle ne saurait mieux faire que de se pénétrer de l'idée qu'elle est devenue en quelque sorte « maîtresse de maison ». Si je dis « cheftaine d'une ou plusieurs salles », c'est que j'écris ce livre dans le but d'aider plus particulièrement les cheftaines du London Hospital, et l'on sait que dans cet établissement une cheftaine est à la tête de trois ou quatre salles. Elle est responsable, dans certaines limites bien définies, de l'entière administration de tout ce qui concerne le département qui lui est assigné. Elle est responsable aussi de toutes les dispositions qu'elle aura prises pour contribuer au bien-être de ses malades. L'habitude de regarder ses salles comme étant presque sa propriété personnelle contribuera à

développer en elle cet intérêt constant qui assure
à son service le haut degré de perfection qui ne
devrait cesser d'y régner. Une cheftaine devrait
mettre tout son amour-propre à rendre l'aspect de
ses salles le plus attrayant possible. Il est désirable
qu'elle accorde à chacune de ses gardes-malades
une certaine liberté dans la manifestation de leurs
goûts individuels, mais elle doit se souvenir
qu'étant la maîtresse de la maison, il n'est que juste
que son goût à elle puisse prévaloir dans les arrangements de ses salles et qu'elle ne soit pas tenue
de sanctionner ce qui lui déplaît. Je mentionne
cela en songeant à la trop grande indulgence de
certaines cheftaines, qui reconnaissent à leurs gardes-
malades diplômées le droit absolu d'arranger à leur
guise les moindres détails de leurs salles respectives.
Les cheftaines devront prendre plaisir à l'échange
de leurs idées. Elles ne seront pas toujours du
même avis, l'une admirera ce que l'autre désapprou-
vera, mais ces divergences d'opinion devraient être
encouragées, la stricte uniformité n'étant pas
désirable.

Une nouvelle cheftaine devrait commencer par
étudier attentivement les règlements généraux qui
lui sont remis à son entrée en fonction. Pour contrôler ses subordonnées et leur donner le bon
exemple de la soumission aux règlements, il faut
qu'elle s'initie avant tout aux règles qui s'appliquent
aux élèves ainsi qu'à celles qui sont spécialement
destinées aux cheftaines.

Les devoirs des cheftaines consisteront surtout
à faire observer rigoureusement tous les articles du
règlement visant le personnel hospitalier en général. La cheftaine est directement responsable de
tout le service de la salle. Je ne veux pas dire qu'elle
doive chercher à faire tout ou un peu de tout elle-
même ; cela dénoterait un manque de qualités
administratives ; mais je tiens à faire ressortir que
c'est sur elle seule que repose l'entière responsabilité
des travaux dans leurs plus petits détails. Le plus
grand nombre de connaissances-d'économie domestique qu'une cheftaine apportera avec elle en entrant
à l'hôpital lui seront précieuses pour la tâche
qu'elle y a à remplir. Si, par malheur, elle n'en
possédait aucune, elle devrait s'efforcer de combler
au plus vite cette grave lacune de son éducation
féminine.

Quand une jeune femme débute comme maîtresse
de maison dans son propre ménage, il se trouve
toujours nombre d'amies très empressées à lui
donner de bons conseils. « N'est capable de diriger
ses subordonnées, lui diront-elles, que celle qui
s'entend elle-même à leur travail. »

Comment donc se fait-il qu'on songe si rarement
à adresser la même remarque aux cheftaines des
salles d'hôpitaux? Représentez-vous une cheftaine
qui ne connaît pas les meilleurs ingrédients pour
fourbir les cuivres et autres métaux ; qui ne sait pas
distinguer si une table a été lavée comme il faut
ou seulement essuyée *au linge humide ;* qui ne se

rend pas compte que pour bien nettoyer une salle, il est indispensable d'enlever préalablement les toiles cirées et de déplacer les meubles. Pourra-t-elle, dans ces conditions, exiger de ses élèves l'exécution intelligente et consciencieuse de tels travaux?

Si elle ne sait pas s'y prendre pour nettoyer les bouilloires et les casseroles, comment ces ustensiles seront-ils tenus? Si elle ignore les procédés par lesquels on enlève les différentes espèces de taches, comment dirigera-t-elle l'entretien de ses planchers, de ses tables, etc.? Si elle ne connaît pas la destina tion et le prix des balais, brosses et autres usten siles de ménage, comment pourra-t-elle juger s'ils ont été employés convenablement, s'ils doivent être mis hors d'usage ou peuvent encore être utilisés pendant quelque temps?

Si une cheftaine n'a pas les moindres notions d'art culinaire, comment peut-elle surveiller en connaissance de cause l'alimentation des malades? Il est vrai que la nourriture ne se prépare pas dans les salles, mais comment peut-elle présenter un rapport exact sur les aliments qu'on lui envoie de la cuisine, si elle en ignore la qualité et le mode de préparation? Donc, contrairement à ce qu'on croit en général, les connaissances d'économie et d'administration domestiques sont d'une grande utilité et nous en recommandons l'étude sérieuse à toute nouvelle cheftaine.

Elle devrait s'occuper personnellement le moins possible du travail purement mécanique, afin d'être

à même de prêter toute son attention à tous les
incidents qui la réclament et de réserver le temps
nécessaire à cette surveillance générale qui constitue sa tâche essentielle. Elle ne doit pas passer ses
journées à faire le travail des autres, mais il faut
qu'elle connaisse ce travail à fond, afin de s'assurer
de son exécution consciencieuse jusque dans les
moindres détails. A l'hôpital, plus encore que partout ailleurs, l'esprit méthodique et consciencieux
est indispensable.

Il faut arriver à maintenir la marche régulière
du service même en un jour de nombreuses admis-
sions de malades. Une cheftaine très occupée peut
seule apprendre au prix de quels efforts de sa
part et de celle de ses aides elle obtient un tel
résultat. C'est au moment d'un surcroît de travail
qu'on peut juger de la bonne ou mauvaise administration d'une salle. C'est dans ces circonstances-là
qu'une cheftaine réellement capable fait ses preuves
et que sa méthode de travail porte ses fruits. Une
débutante devra comprendre de bonne heure que,
quelles que soient les difficultés inattendues, elle ne
devra jamais permettre à la négligence de s'insi-
nuer dans le service. Elle se trouvera sans cela
contrainte d'excuser un état de choses défectueux.

Je ne veux nullement dire qu'une excuse ne
puisse jamais être acceptable dans les cas où la perfection n'aura pas été atteinte. Il y a, en effet, des
circonstances où des combinaisons bien imparfaites
représentent pourtant ce qu'il a été *possible* de faire

de mieux. Ces combinaisons sont plutôt à admirer qu'à blâmer.

La cheftaine comprendra bientôt qu'elle aura souvent des observations à faire. Elle ne devra donc pas se contenter d'un service médiocre ni accepter trop facilement les explications ayant pour but d'excuser un travail défectueux. Si elle n'agit pas ainsi dès le début de sa direction, ses élèves se contenteront bien vite d'un à peu près et ses hésitations pour approcher de la perfection rendront cette perfection impossible dans l'avenir. Les bonnes élèves se découragent en voyant leur cheftaine trop facile à contenter, cela leur ôte le désir de bien faire! Si la cheftaine est une observatrice perspicace, si elle sait louer et blâmer avec autant de douceur que de justesse, elle obtiendra le meilleur travail dont ses subordonnées soient capables.

Il ne faut pas qu'elle s'attende, après avoir organisé le travail pour les filles de salles par exemple, à n'avoir plus à s'en préoccuper. Au contraire, ce n'est que par une surveillance de tous les instants que les servantes et tout le personnel seront maintenus à la hauteur de leur tâche. Si la fille de salle est douée de l'intelligence moyenne propre à la classe dans laquelle se recrutent les servantes d'hôpital, il faudra probablement sinon lui répéter chaque jour les mêmes choses, du moins lui rappeler le troisième jour ce dont elle se sera souvenu le deuxième. C'est le cas de tous les domestiques auxquels il manque une éducation sérieuse les empêchant d'aspirer aux meilleures places. Il ne faut pas s'attendre à ce que les servantes d'hôpital soient de brillantes exceptions à cette règle générale. De même, il serait peu sage de la part d'une cheftaine de perdre son temps et sa patience, si elle n'a aucune chance de succès, à dresser une femme qui lui semble absolument incapable. Dans ces cas-là, elle devra faire un rapport à la directrice afin qu'elle soit remplacée. Une fois que la cheftaine aura trouvé une servante qui fait à peu près bien ce travail, elle devra considérer la surveillance de son ouvrage, non pas comme un surcroît inattendu de ses propres occupations, mais bien comme l'une des parties, et non la moindre, de sa tâche quotidienne.

Lorsqu'une cheftaine prend la direction d'un nouveau service, elle agira prudemment en ne cherchant pas à le modifier de suite. Elle fera mieux d'en étudier les détails pendant quelques jours ; cela lui donnera le temps de faire ses observations, de réfléchir aux changements à apporter et à la meilleure méthode de les introduire peu à peu.

Lorsqu'elle a définitivement reconnu qu'une amélioration s'impose, elle devra en parler aussi aimablement que possible avec les personnes que cette question concerne. Elle s'assurera ainsi leur sympathie au lieu de provoquer la résistance tacite que tant de gens irréfléchis opposent à tout changement. Aux manifestations de résistance qui sont le propre de certains caractères, la cheftaine devra opposer cette patiente et calme fermeté qui prouvera son intention de ne pas céder sur le point en question. C'est la meilleure manière d'atteindre son but et avec le minimum de désagréments possible.

Il est du devoir d'une bonne cheftaine de se conformer en tous points aux règles établies et nécessaires au fonctionnement de l'établissement et de les faire strictement observer par ses élèves. Elle n'a pas le droit de faire des exceptions aux règles précises qui concernent toutes les catégories du personnel hospitalier; elle doit, d'accord avec l'Administration, les faire rigoureusement observer.

En organisant le travail pratique de ses salles, la cheftaine ne devra jamais oublier que son département est une petite partie d'un tout; elle ne devra pas sacrifier l'intérêt de ce tout à celui de quelques salles seulement.

L'individualité de chaque cheftaine a l'occasion de se montrer dans l'arrangement qu'elle est libre de faire, mais il faut au-dessus de cette individualité permise des règles générales s'appliquant à tout l'hôpital et en assurant l'ordre et la discipline. Il faut que l'harmonie du fonctionnement général de tout l'hôpital soit toujours maintenue. Cette réserve faite, la cheftaine peut diriger le personnel de sa salle comme elle le juge bon. Voici un exemple : le règlement général fixe l'arrivée et le départ des servantes à une certaine heure, indique exactement le temps de liberté qu'elles ont en dehors de leur

service et règle leur costume. Il faut évidemment
qeu ce règlement soit appliqué dans tout l'hôpital
et qu'aucune cheftaine ne soit libre de le modifier.
Si une de ses servantes demande une faveur excep-
tionnelle qui lui paraît juste, la cheftaine devra en
référer à la directrice, réclamer d'elle cette faveur
en lui donnant les explications nécessaires. L'ordre
aura été ainsi maintenu et l'autorité de la cheftaine
augmentée plutôt que diminuée. Les désirs de la
cheftaine seront naturellement toujours pris en
considération dans de pareilles circonstances, et
lorsqu'elle ne trouvera pas la requête de sa servante
justifiée, il lui sera plus agréable que le refus
vienne de l'autorité supérieure.

Une partie du règlement général à laquelle
aucune exception ne doit être faite, est celle qui
définit et limite le travail des gardes-malades et
celui des filles de salles.

Il n'est pas désirable que les servantes et les
membres du personnel secondaire hospitalier soient
en trop bons termes. Leur travail est d'un caractère
absolument différent et la familiarité donnerait lieu
à de fâcheux commérages. Il est, par exemple,
inadmissible de voir les élèves et les filles de salles
prendre un repas ensemble. Le devoir de la cheftaine
est de réprimer de suite ces fâcheuses tendances.
Élèves et servantes peuvent s'entr'aider à l'occasion
par complaisance, mais, en général, ce n'est pas un
procédé à encourager pour deux raisons : elles ont
bien assez de leur travail respectif et, deuxièmement,

ces rapprochements ne peuvent que créer des malentendus.

Une fois la répartition du travail établie, il faut que chaque groupe du personnel remplisse les fonctions qui lui incombent. La cheftaine doit connaître exactement cette répartition, sinon le mécontentement régnera parmi ses subordonnées, soit dans les autres salles, où des discussions sans fin s'élèveront sur ce qui est équitable ou ce qui ne l'est pas. Elle ne doit pas, par ignorance ou par esprit de liberté, modifier à son gré le règlement ou imposer quelque chose de contraire aux règles générales; au lieu d'accroître son autorité, ce dangereux procédé l'affaiblirait. Si les cheftaines comprenaient mieux combien la marche régulière de tout un hôpital dépend de leur bonne ou de leur mauvaise administration individuelle, elles seraient plus disposées à demander à leur directrice ce qu'elles doivent faire dans tel ou tel cas. De cette façon bien des erreurs seraient évitées.

En prenant pour point de repère les règles générales que nous venons de mentionner, la cheftaine pourra facilement établir le règlement détaillé du travail des filles de salles et indiquer le lieu, le mode et l'heure de ce travail. Un emploi du temps détaillé heure par heure et jour par jour devra être écrit lisiblement et affiché dans l'office, où il servira de guide et de memento à la cheftaine, dont la mémoire ne peut suffire à tout. Impossible, avec ce tableau, de prétendre se faire pardonner une négligence en prétextant que l'ordre d'exécuter telle ou telle chose n'a pas été donné. La cheftaine le saura vite par cœur; pourtant nous lui conseillons toujours d'en avoir une copie sous la main. Supposons que pour une raison ou pour une autre la servante vienne à manquer; elle sera remplacée par une nouvelle venue, étrangère à la salle, sinon à l'hôpital. La cheftaine, absorbée peut-être par des cas graves, regrettera à ce moment la servante absente, en constatant l'incompétence de sa remplaçante, car la routine si familière à la servante bien dressée est un mystère pour la nouvelle venue, même si elle est une personne capable; sans le tableau placé à la portée de tous, on serait obligé de la suivre pas à pas. De cette façon, chaque élève sera à même de donner les instructions nécessaires à ses inférieures, le travail sera exécuté en moins de temps, la difficulté réduite pour la cheftaine et, en réalité, pour tout le monde.

Les cheftaines devraient répartir leur travail de telle façon que les incidents imprévus ne puissent y apporter aucune confusion. Il faut qu'elles parviennent, dans ces moments-là, à conserver leur sang-froid afin de faire face à toutes les demandes qu'on leur adresse souvent à la fois et de pouvoir distinguer quelle est la plus importante. Par exemple, voici l'heure où le nettoyage des poêles doit être terminé. Ce travail n'étant pas fait, il est du devoir de la cheftaine de s'en préoccuper, mais, si au même instant un mourant réclame sa présence,

il est évident qu'elle ne la lui refusera pas parce
que les grilles de ses poêles ne sont pas encore
nettoyées. La question est de savoir comment elle
pourra obtenir que toute chose soit faite convenablement non seulement en temps ordinaire, mais
lorsque des difficultés inattendues surgissent. Les
ennuis d'une cheftaine ont cela de commun avec
ceux du reste des mortels « qu'ils ne viennent
jamais seuls ». Le jour où la fille de salle ne sera
pas venue, il arrivera probablement que la garde-
malade diplômée sera souffrante et que sa remplaçante posera à la cheftaine une foule de questions
qui la dérangeront.

En même temps, et c'est assez naturel dans une
section de cinquante à soixante malades, il y aura
certainement plusieurs cas dont la gravité réclamera
l'attention particulière de la cheftaine. Aucune de
ces complications n'aurait pu être prévue ou évitée. Dans de telles circonstances, la cheftaine aura
comme seule ressource les remplaçantes, qui tout
en étant compétentes ne seront pas suffisamment
initiées à la marche du travail et ne pourront, par
cela même, être de véritables aides. Une telle coïn-
cidence de misères momentanées n'est pas rare.
Espérons toutefois pour la cheftaine qu'elles ne se
répéteront pas trop souvent et qu'elle aura au moins
un intervalle de calme relatif entre deux séries de
désagréments. Mais c'est précisément parce que ces
incidents fâcheux surviennent à l'improviste qu'il
est indispensable d'avoir distribué le travail de telle

sorte que la besogne d'une personne puisse être faite par une autre sans trop de difficultés et sans perte de temps.

Pour en arriver là, il faut faire comprendre autant que possible au personnel régulier la routine dans ce travail. Dans ce but, rien n'est précieux comme un tableau, dressé avec méthode, de ce que l'on pourrait appeler le travail de ménage. A mesure que le besoin s'en fait sentir, on apporte des modifications aux détails. J'ai connu des cheftaines qui ne suivaient pas ce principe et qui, en laissant subsister des ordres faux, méconnaissaient le but même du programme. J'ajouterai qu'il n'est pas nécessaire que la cheftaine fasse ce tableau ou des copies de ce tableau elle-même : il suffit qu'elle s'assure de l'exécution correcte de ce travail ; des mains complaisantes s'offriront pour le faire à sa place. Une bonne administratrice connaît la valeur de son temps et s'épargne tout travail superflu. Si la cheftaine veut se tirer d'affaire facilement dans des circonstances malencontreuses, qu'elle ait pour principe de laisser à ses subordonnées le soin de donner les instructions nécessaires pour le travail de ménage à toute nouvelle venue, envoyée comme remplaçante. Nous pourrions ajouter qu'une autre garantie pour le bon fonctionnement du service dans les cas extraordinaires réside dans le calme et le sang-froid de la cheftaine.

Son attention ne peut se porter sur plusieurs

points à la fois, mais, connaissant à fond tous les
rouages de son administration, elle discerne immédiatement ce qui est le plus urgent. Si elle a eu
grand soin d'inculquer ses idées à ses élèves, elle les
trouvera empressées à deviner ses désirs, avant
même qu'ils soient exprimés. L'inspection journalière du travail de la servante, de la glacière, des
pots à lait, des cruches à bière, de l'office, des éviers,
des cabinets d'aisances, ne prendra que peu de
temps; il suffit d'un seul coup d'œil pour s'assurer
si l'ouvrage a été fait convenablement, mais ce coup
d'œil est indispensable. L'inspection régulière et
l'éloge adressé à la servante, si elle le mérite, sont
les seuls moyens d'obtenir un bon résultat.

L'effort cesse de se produire chez tout ouvrier
lorsqu'il ne se sent pas surveillé. La cheftaine devra
aussi s'intéresser aux planchers. Une faible marque
de constant intérêt, voilà tout ce qu'il faut. Cette
légère surveillance suffira pour les bonnes servantes;
celles qui persisteront à mal remplir leurs devoirs
devront être reprises avec bonté et justice et sur-
veillées de plus près pendant quelque temps. En
général, les femmes qui ne travaillent que stimulées
par les observations continuelles ne sont pas dignes
d'être gardées. Le temps d'une cheftaine est trop
précieux pour être dépensé en efforts inutiles et
employés à faire nettoyer convenablement des salles.
Il faut qu'elle obtienne ce résultat, mais elle devrait
y parvenir en accordant au travail de la servante
tout juste l'attention qui lui est due.

La même préoccupation réfléchie qui assure la propreté générale des salles lui fera prendre note des réparations dont le besoin se fait constamment sentir. Les portes qui perdent leurs poignées, des fenêtres ne se fermant pas, les ventilateurs refusant de s'ouvrir ou de se fermer et tant d'autres accidents de même nature doivent être signalés à qui de droit pour être réparés au plus vite. Il serait nécessaire que la cheftaine enseignât à ses élèves diplômées à attirer son attention sur ces petites défectuosités et qu'elle les blâmât de lui laisser le soin de les découvrir. Mais, au fond, c'est bien à la cheftaine de veiller à ce qu'il y soit promptement remédié.

Tous les ustensiles des salles, depuis les lits et les chaises jusqu'aux bouilloires, pots à tisane et à lait, brosses et balais, doivent être en bon état et à leur place. La cheftaine veillera à ce qu'il soit fait usage de toutes ces choses avec soin et économie. Elle ne devra jamais commander un objet nouveau avant d'avoir examiné celui qu'on lui demande de remplacer. Si la cheftaine l'impose avec douceur, cette simple règle sera facilement adoptée, mais il ne faudra pas attendre à la dernière minute pour avertir que tel ou tel ustensile est hors de service. La question de savoir si un balai ou une brosse à plancher pourrait servir une ou deux semaines de plus semble peut-être insignifiante; mais le principe général d'économie qui préside au souci de ces choses ne l'est pas puisqu'il concerne une dépense nécessaire pour le fonctionnement d'une grande institution. Toutes choses devraient être tenues en bon état sans gaspillage et sans négligence. Il faut s'efforcer d'éviter les deux manières défectueuses d'employer les deniers d'une maison hospitalière : l'économie sordide, qui nuit au travail, et la tendance aux dépenses exagérées. Dans les deux cas, il y a négligence et un manque de conscience de la part de la personne responsable. Il est à peine nécessaire de dire que le défaut le plus commun est la prodigalité; j'ai cependant connu des élèves qui tout en ayant les meilleures intentions sont tombées dans l'erreur contraire et ont perdu de vue qu'il est de leur devoir de maintenir tout en parfait état.

Une cheftaine qui est une bonne maîtresse de maison ne jugera aucun détail du nettoyage, si petit soit-il, indigne de son attention. Si, par exemple, elle ne se donne pas la peine de se procurer le genre de torchon qui convient le mieux pour nettoyer les toiles cirées du parquet, il arrivera certainement que la fille de salle s'emparera elle aussi de toile fine, d'ouate ou de n'importe quelle autre chose de plus grande valeur que ne l'est la simple grosse toile consacrée à cet usage. J'ai vu moi-même une garde-malade essuyer la poussière à l'aide d'ouate propre et bonne! La plus grande surveillance n'empêchera jamais complètement les élèves négligentes de gaspiller ce qui leur est confié, mais c'est à la cheftaine de ne pas fournir l'ombre d'un prétexte à ce genre de désordre. Pour cela, il faut qu'elle mette à la disposition des servantes le matériel nécessaire pour toute sorte de nettoyage. En cela, chaque cheftaine agira selon son jugement, elle profitera de son expérience ; mais le point sur lequel je voudrais insister, c'est qu'elle devra se rendre compte *par elle-même* de l'état d'un objet qu'on lui demande de mettre de côté et de remplacer.

La ventilation, le chauffage des salles, les fenêtres, doivent être l'objet de l'attention constante de la cheftaine. Pour arriver à entretenir tout cela aussi bien que les circonstances le permettent, elle devra inculquer aux élèves de chaque salle le sentiment de leur responsabilité personnelle et ne pas les laisser trop compter sur elle. Il est vrai qu'en ceci la cheftaine peut parfois aider ses élèves. Elle, qui passe d'une salle dans une autre, remarquera plus facilement si la température est trop élevée ou ne l'est pas assez. Si elle sait observer rapidement et traiter les élèves convenablement, elle les verra bientôt répondre à ses encouragements en faisant de leur mieux et n'aura plus aucun sujet de plainte. La ventilation des salles n'est pas chose facile, même si l'installation dont on dispose est parfaite. Bien des malades sont ennemis de l'air frais. Ils ont la conviction qu'une fenêtre ouverte leur fera grand mal et il faut beaucoup de tact pour les persuader du contraire. Leur préoccupation est du reste fondée. Songez aux logis habituels de la plupart de nos malades, aux étroites demeures dans lesquelles de nombreuses familles sont entassées et vous comprendrez que tout en insistant sur une ventilation convenable de la salle, vous devez protéger chaque malade contre le courant d'air, en tenant compte de ses habitudes. Un malade résistera à l'élève qui le soigne et acceptera sans murmurer la même chose ordonnée par la cheftaine. Elle fera bien d'utiliser ce fait sans montrer qu'elle s'en est aperçue, afin d'adoucir la tendance aux petits froissements entre gardes-malades et malades, tendance qui existe parfois indépendamment de toute faute de la part de l'élève. Lorsqu'il y a entente absolue entre la cheftaine et l'élève, lorsque toutes deux unissent sérieusement leurs efforts dans l'intérêt du bien-être de leurs malades, les petites difficultés s'aplanissent aisément. Une élève trouvera qu'il vaut mieux céder aux protestations irritées et peut-être déraisonnables d'un malade désagréable et s'abstiendra pour le moment d'ouvrir une fenêtre qui, pour les besoins de la ventilation, ne devrait cependant pas rester longtemps fermée. Elle pourra dire secrètement à la cheftaine que le n° 10 grogne dans l'appréhension de voir ouvrir telle ou telle fenêtre, quoique cela soit désirable pour plusieurs raisons.

Ainsi avertie, la cheftaine, en entrant dans la salle, ouvrira elle-même la fenêtre en question, et dira en s'adressant à l'élève : « Je crois que cette fenêtre devrait être ouverte. » Dans neuf cas sur dix, si l'élève a la discrétion de laisser faire avec un tranquille : « Oui, cheftaine, » le malade se soumettra

sans mot dire et saura gré à la garde-malade de ne
pas avoir répété sa récente protestation « qu'il
mourrait de froid ». Ceci n'est qu'un petit exemple
de ce qu'avec un peu de tact on obtient des malades.
Ils doivent avoir l'impression que vous leur prodi-
guez vos soins sans vouloir exiger la moindre con-
cession de leur part. C'est le souvenir de ces petits
incidents pénibles que j'ai vus se produire entre les
malades et les élèves qui m'a amenée à attacher
une si grande importance à ces qualités de dévouement et de désintéressement. C'est dans les petites
choses (fermer une fenêtre, ouvrir une porte) et
avec des égards envers ceux qui sont dans leur tort
qu'on aplanit les difficultés.

Si la cheftaine ne surveille pas le thermomètre de
la salle, elle ne doit pas s'attendre à ce que ses élèves
le fassent. Elle devrait leur inculquer cette habitude
en leur prêchant d'exemple et en s'informant auprès
d'elles de la température exacte.

Le chauffage de la salle nécessitera parfois des
observations de la part de la cheftaine. Une personne aura empilé soigneusement le combustible,
de façon à rendre imminent le danger d'un feu de
cheminée. Même si cet accident est évité, il y aura
toujours du gaspillage. Il ne faut pas non plus
exagérer dans l'autre sens. Un feu qui couve à peine
sous la cendre donne un aspect triste, au lieu
d'égayer la salle par une brillante lueur. Il est démontré que la plupart des filles de salles ont l'habitude de faire un grand feu les jours de chaleur et de

soleil, quand on se demande s'il ne vaudrait pas mieux supprimer tout chauffage, et il nous arrive à tous de grelotter devant un feu presque éteint les jours où la seule vue d'une flamme brillante nous aurait réconfortés et réchauffés. Comme dans toutes les choses pratiques de l'administration d'un ménage, un esprit instruit sur ces sujets est nécessaire pour guider les mains qui agissent. Combien ces détails sont-ils plus importants encore quand il s'agit d'une salle d'hôpital, où le bien-être des malades en dépend souvent.

La lumière d'une salle ne demande que peu d'attention en comparaison de la température. Tout rayon de soleil est le bienvenu, sauf dans le cas où il tomberait juste sur un lit ou si le jour était trop éblouissant pour les yeux. Une garde-malade attentive remédie vite à ces petits ennuis sans que la cheftaine ait besoin de lui rappeler son devoir.

Dans toutes ces circonstances, le devoir de la cheftaine est de se sentir responsable en premier lieu, mais non directement. Elle doit saisir toutes les occasions pour faire comprendre à ses élèves leurs responsabilités individuelles et mutuelles. Il faut que leurs propres facultés d'observer se développent et qu'elles acquièrent ainsi une grande expérience pratique. Elles n'arriveront jamais à cela si elles s'habituent à compter sur leur cheftaine pour les choses de tous les jours au sujet desquelles elles devraient savoir prendre des décisions toutes seules. Il y a des cheftaines qui n'encouragent pas

cette indépendance relative des élèves; c'est quelquefois pour se donner des airs de très grande importance ou encore parce qu'elles n'ont pas le don
de faire faire à leurs subordonnées tout l'effort dont
celles-ci sont capables. Dans les deux cas le travail
s'en ressent, mais il est évident que pour assurer la
marche régulière du service journalier, la cheftaine
doit suppléer aux défauts de ses élèves jusqu'à ce
que celles-ci soient suffisamment initiées à leurs
devoirs. L'élève qui parvient à travailler sans surveillance peut se dire qu'elle a franchi une étape
dans la carrière de garde-malade. Mais être capable
de surveiller les autres demande un degré de développement plus élevé et exige des qualités bien
supérieures. Nous savons tous qu'il est plus facile de
faire nous-mêmes une chose qui nous est familière
que de montrer à une autre personne comment on
la fait, et c'est justement cette dernière tâche — la
plus difficile de toutes — qu'une cheftaine doit
accepter.

Le véritable but que la cheftaine doit poursuivre,
c'est : 1º d'encourager ses élèves à penser et à agir
par elles-mêmes, et 2º d'assurer le bon fonctionnement du service dont elle est responsable, en sup-
pléant à leurs défauts. La cheftaine qui trouve là
son principe fondamental aura une tâche singulièrement facilitée et obtiendra un résultat plus
durable.

De même que la cheftaine obtient par son active
surveillance la régularisation de la température et

de la ventilation, de même elle obtiendra l'ordre et la propreté générale si elle surveille les moindres détails. Les choses pratiques réclament l'attention en premier lieu, mais cette attention peut être accordée sans dédain pour les petits arrangements, qui, tout en n'étant pas indispensables ou essentiels, contribuent cependant au confort de ceux qui doivent considérer pendant un laps de temps la salle d'hôpital comme leur « chez eux ». La garde malade qui a le plus de goût sera encouragée à le manifester, si elle se sent appréciée par la cheftaine. Celle qui en a moins essaiera quand même de donner à ce qui l'entoure ce fini qui donne cette impression du « chez soi » et fera de son mieux, ne serait-ce que pour satisfaire sa cheftaine. Si les élèves savent que leur cheftaine remarque ces détails, une fleur fanée sera bannie de la salle aussi promptement que la poussière. Elles feront bon accueil aux fleurs fraîches qu'elles disposeront avec goût, parce qu'elles savent que la cheftaine les verra avec plaisir.

Ce ne sont là que quelques-unes des « petites choses » par lesquelles une personne réfléchie contribuera à l'effet agréable qu'a sur nous tous un entourage gai et harmonieux. Dans l'état de dépression dans lequel ils se trouvent, les malades sont doublement sensibles à ces influences et ils sont reconnaissants de tout ce qui change le cours de leurs tristes pensées. Mais ne nous attendons pas à ce que cette reconnaissance se manifeste souvent ;

les malades subissent l'influence ambiante et harmonieuse que nous créons autour d'eux sans s'en rendre compte eux-mêmes. Celles qui sont chargées de l'administration d'une salle d'hôpital doivent accueillir avec joie tout ce qui peut contribuer à en égayer l'aspect.

Je ne veux pas finir ce chapitre sans avoir recommandé à l'attention continuelle de la cheftaine quelques points très importants. Je les ai réservés pour la fin, pensant que leur importance même les préserverait de l'oubli.

La qualité et la préparation de la nourriture des malades, comme aussi la manière dont elle leur est présentée, sont des points sur lesquels la cheftaine devrait être extrêmement difficile. Selon toute probabilité, il lui sera impossible dans une grande salle de surveiller elle-même la distribution de chaque portion. Mais il sera de son devoir d'examiner chaque catégorie de portions envoyées dans la salle, afin de pouvoir faire en connaissance de cause le rapport journalier sur la nourriture. La cheftaine doit pouvoir répondre avec précision à toutes les questions qui peuvent lui être posées au sujet de la qualité de tout aliment fourni. Certaines cheftaines seraient probablement moins insouciantes à ce sujet si elles comprenaient combien les malades dépendent de leur sollicitude et de leur attention pour ce qui, dans beaucoup de cas, fait partie du traitement ordonné par le médecin. La cheftaine apprendra bientôt par la pratique journa-

lière à distinguer si les ingrédients sont de mauvaise
qualité, s'ils sont bons mais mal préparés, ou si le
malade, manquant d'appétit, s'imagine que la nourriture est mauvaise. Il est évident que la cheftaine a
le devoir de remplir la feuille qu'elle signe *exactement et en toute conscience* pour chaque point men-
tionné dans le rapport. Donc, la cheftaine doit faire
attention à la qualité de la nourriture et à la distribution des portions, puis elle doit veiller à ce que
chaque malade reçoive son repas sous la forme la
plus appétissante. Elle devrait faire le tour des
salles pour se rendre compte de la manière dont les
portions sont servies par les élèves. Si la cheftaine
néglige cette surveillance, il s'introduira bien vite
de mauvaises habitudes. Des repas refroidiront pendant que le malade attendra son couteau et sa four-
chette. Ou bien une assiette sera si malheureusement placée que le malade, immobilisé dans son
lit, ne pourra l'atteindre. Il verra de loin sa portion
devenir froide et son appétit, déjà incertain, se
perdra tout à fait, tandis qu'il aurait pris avec facilité un repas convenablement servi en son temps.
D'autres malades, tout en étant capables de manger
seuls, n'auront pas la force de couper leur viande.
C'est aux élèves de s'occuper de ces détails, mais un
apprentissage est nécessaire pour leur enseigner à
y attacher l'importance voulue, et ce « dressage » des
élèves est l'affaire de la cheftaine.

Elle doit veiller aussi à ce que les remèdes « stimulants » (cognac, porto, etc.) soient distribués

convenablement et administrés selon les ordres
reçus. Ils ne devront pas séjourner dans les salles,
mais devront être distribués dans les bouteilles destinées à ceux qui suivent ce régime. La cheftaine
doit être immédiatement informée de toute erreur
— supposée ou réelle — dans la quantité des provisions apportées dans la salle, afin de la faire rec-
tifier aussitôt. Rectification faite, il n'est pas nécessaire que la cheftaine s'occupe personnellement des
dosages journaliers, cette opération, comme tant
de besognes importantes quoique purement méca-
niques, devrait être confiée à ses subordonnées,
mais seulement à celles qui inspirent toute confiance.

L'armoire des poisons violents dont on fait usage
dans les salles mérite la plus sérieuse attention.
La cheftaine doit contrôler la propreté des éti-
quettes, s'assurer qu'elles soient exactes et lisibles,
mais elle doit veiller surtout à ce que les fioles et
les pots qui contiennent les poisons soient mis
sous clef aussitôt qu'on s'en est servi. On court un
double danger en les laissant à la portée de tout le
monde. Les élèves pourraient s'en servir par erreur,
confondant un poison dangereux avec un médicament inoffensif, ou encore les malades pourraient
s'en emparer et les avaler accidentellement ou
volontairement. Dans les deux cas les conséquences
sont si graves qu'on ne peut en envisager l'éventua-
lité sans terreur. La seule idée d'un accident de
cette sorte devrait suffire pour inculquer à la chef-

taine l'extrême nécessité de faire comprendre l'importance de ce devoir à toutes ses subordonnées. Elle devrait se donner la peine d'expliquer exactement à chacune où se trouvent les poisons et quelles sont les règles qui les concernent. La première fois que ces règles n'auront pas été observées, elle devra parler très sérieusement à la coupable en lui faisant entendre que dans le cas où un fait aussi grave se reproduirait, il motiverait un rapport à la directrice. J'ajouterai que la cheftaine mériterait un blâme grave elle-même si elle ne mettait pas cette menace à exécution. Nous savons tous que des malheurs peuvent arriver, et dans bien des cas il est bon de juger avec indulgence des fautes qui ont été commises par mégarde, mais il ne faut pas passer sous silence et prendre à la légère des négligences qui peuvent avoir de si terribles conséquences. Il faut user de la plus grande sévérité dans de semblables occasions, et cela autant dans l'intérêt de la personne coupable que dans celui du bien-être des autres. Ce n'est que par une attention incessante et un exemple continuel que la cheftaine arrivera à un bon résultat. Elle doit se dire qu'en accordant la plus grande attention aux médicaments, elle crée chez ses élèves des habitudes de minutie dont elles lui seront plus tard reconnaissantes.

La surveillance du linge des salles réclame aussi sa part d'attention, quoique ce soit une chose bien moins importante que celle que je viens de mentionner. La cheftaine doit veiller à ce que rien ne

soit remis dans l'armoire avant d'avoir été soigneusement examiné au retour de la buanderie. Si ce
principe est strictement observé, les autres détails
le seront sans peine. Il faut, en examinant le linge,
penser à trois choses : 1° voir si rien ne manque ;
2° s'assurer qu'il n'y a pas eu d'échanges avec ce
qui appartient à une autre salle (erreur bien excusable, vu la quantité de linge à trier), et 3° veiller
à ce que les objets qui ont besoin de réparations
soient séparés de ceux qui peuvent servir de suite.
Je devrais ajouter comme quatrième point, et c'en
est un important, que le linge doit être bien aéré
avant d'être renfermé dans les armoires.

L'approvisionnement du linge demande une judi-
cieuse administration afin d'éviter, d'un côté, la trop
grande économie, qui serait incompatible avec les
besoins des malades et la propreté des salles, et, de
l'autre, la prodigalité, qui accroît inutilement la
quantité de linge sale déjà considérable dans un
grand hôpital. Il faut autant de jugement pour le
choix que pour la quantité de linge à employer
dans les différents cas. Une cheftaine qui distribue-
rait des draps de lit, des couvertures, etc., sans
tenir compte du caractère des cas pour lesquels ces
objets doivent servir, ferait preuve d'un étrange
manque de réflexion. Il ne faut pas prendre le linge
le plus neuf pour des cas (brûlures et affections de
la peau par exemple) où les remèdes appliqués, souvent graisseux, risquent de tacher ou même de
détruire le linge ; il faut, au contraire, le distribuer

avec attention et discernement. On pourrait croire superflues de pareilles recommandations, tant la chose tombe sous le sens commun, mais c'est l'étourderie si souvent rencontrée qui m'inspire ces observations. Le manque de soin en ce qui concerne le raccommodage mène au gaspillage de la propriété de l'hôpital, et cela, je le répète, n'est pas compatible avec le travail d'une cheftaine consciencieuse. En général, les cheftaines n'obtiendront pas que le raccommodage se fasse dans leurs salles, à moins que des malades bien disposées et capables ne leur offrent leurs services. Mais la cheftaine peut veiller à ce que les objets déchirés soient envoyés à la lingerie et empêcher qu'on ne s'en serve avant de les avoir examinés attentivement.

C'est au moment de l'inventaire que l'on constate si le linge a été bien entretenu. L'ordre ou la négligence de la cheftaine se reconnaîtra à l'exactitude ou à l'inexactitude des chiffres de cet inventaire, à l'état dans lequel se trouvera le linge et aussi à la façon dont elle aura préparé l'inventaire. C'est là qu'elle fera preuve de méthode ou de manque de méthode. Il est presque inutile de rappeler que la cheftaine doit avoir compté tout le linge avec ses élèves, avant de subir l'inspection officielle de la directrice ou de sa remplaçante. Il faut qu'au besoin elle sache le nombre des objets perdus avant l'inspection, afin que ce ne soit pas l'inspectrice qui les lui fasse remarquer. Cette négligence nécessiterait la revision exacte de l'inventaire, la coupable prouverait son incapacité et, de plus, elle ferait perdre un temps précieux à la directrice. Les draps, couvertures, etc., qui sont employés sur les lits au moment de l'inventaire, devraient être arrangés de manière à avoir leurs marques toutes au même coin, afin qu'elles pussent être vérifiées facilement. De même tous les autres articles devraient être disposés de façon à pouvoir être examinés sans peine et sans perte de temps.

Un inventaire préparé méthodiquement permet non seulement de juger des qualités administratives de la cheftaine, mais encore il devrait servir de leçon à toutes ses élèves.

Les matelas, comme le reste de la literie, nécessitent une inspection minutieuse ; la cheftaine doit encore scrupuleusement surveiller ses subordonnées à ce propos. Elle doit insister sur l'emploi judicieux des toiles cirées, qu'il ne faut pas vouloir économiser. En effet, l'absence de caoutchoucs protecteurs étant la cause de la souillure des matelas, c'est-à-dire d'un accident dispendieux, deviendrait une détérioration du mobilier hospitalier. Dans toutes ces petites choses, l'influence bonne ou mauvaise de la cheftaine se fera sentir. Il faut qu'elle cherche par son énergie à obtenir le même excellent résultat dans les différentes parties de son administration domestique que j'ai énumérées et dans tant d'autres détails qu'elle rencontrera au cours de son travail journalier. Qu'elle se rende bien compte de ceci : ce qu'elle peut faire de ses propres mains *est très peu de chose, presque rien en compa-raison de tout ce qui se fait dans ses salles.* Sa tâche principale est d'obtenir que tout soit bien fait par les personnes qui en sont responsables ; elle doit avoir les mains libres, afin de pouvoir apporter son secours dans toutes les directions et là où le besoin s'en fait sentir.

Une cheftaine remplit bien ses fonctions si elle sait éviter qu'il se produise des négligences dans la marche régulière du service, au moment où pour une raison ou pour une autre elle est empêchée de consacrer à ses salles toute son attention habituelle. Si elle a la certitude, la confiance absolue que tout marche avec la précision, la régularité parfaites de tous les jours, elle mérite d'être félicitée du résultat obtenu : elle a évidemment adopté la bonne méthode pour assurer le bien-être de ses malades, tant en son absence qu'en sa présence.

Quant à la cheftaine qui ne peut quitter sa salle sans qu'il s'ensuive un désarroi général, elle a beau être vaillante et active, le résultat est mauvais et nous lui conseillons de réformer au plus tôt son mode d'administration.

Pour résumer notre pensée, nous emploierons une comparaison familière et nous dirons : « La cheftaine doit regarder ses salles comme une hor-loge dont elle serait la clef. » Elle s'assure du bon état des rouages, du mécanisme, elle la remonte régulièrement et peut la quitter pour un certain temps avec la conviction qu'elle marchera bien.

Qui oserait prétendre que la clef est inutile, puisque l'horloge ne fonctionne pas sans son impulsion? On dira plutôt que l'horloge est si bien réglée qu'elle marche à la satisfaction générale et qu'on n'est point exposé à la voir s'arrêter.

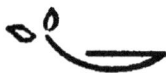

CHAPITRE III

Des rapports entre les cheftaines et les gardes-malades diplômées.

J'ai l'impression qu'il existe des malentendus sur les rapports des cheftaines avec leurs gardes-malades diplômées.

Il ne faut pas oublier que je m'adresse ici à des cheftaines chargées de l'administration de grandes salles d'hôpital. Ces services sont si étendus qu'en réalité, la fonction de cheftaine devient celle de *surveillante des soins* donnés à un nombre déterminé de malades.

Les distinctions entre le travail d'une cheftaine et celui d'une garde-malade diplômée sont beaucoup moins accentuées dans les petits hôpitaux où la cheftaine n'a qu'un nombre restreint de malades sous sa direction. La surveillance de la cheftaine dans ce cas est bien simplifiée, car elle doit alors s'occuper beaucoup plus de questions pratiques. Elle devient

plutôt garde-malade que surveillante, et par conséquent il sera plus facile de trouver des femmes capables de remplir ce poste-là. On trouve facilement de
nombreuses travailleuses consciencieuses, connaissant à fond l'art de soigner, mais les grandes
qualités administratives indispensables dans un
grand hôpital sont rares, et celles qui les possèdent
ne devraient pas rester dans les petits établissements.

Ce sont les femmes auxquelles il manque la faculté de diriger les autres et qui, de ce fait, sont
incapables d'assumer de pareilles responsabilités,
qui pourront employer utilement leurs forces comme
gardes-malades diplômées dans un grand hôpital,
ou comme cheftaine dans un petit, car les devoirs
des titulaires dans ces deux cas présentent beaucoup
d'analogies.

L'expérience acquise comme garde-malade diplômée est la meilleure préparation au poste de cheftaine, que ce soit sur une petite ou sur une grande
échelle. Cette expérience, si précieuse pour arriver
à un grade supérieur, dépend en grande partie de
la cheftaine sous la direction de laquelle la garde-
malade diplômée a travaillé. C'est pourquoi il est
important autant pour les gardes-malades diplômées
que pour les cheftaines et pour le fonctionnement
de toute l'institution que leurs rapports mutuels
soient clairement et parfaitement définis.

Ne supposez pas que je sois portée à méconnaître
l'importance des détails de l'art de soigner parce
que je n'y ai pas encore fait allusion.

Je parle pour le moment à des gardes-malades déjà dressées, qu'elles soient cheftaines ou qu'elles occupent des postes où leur responsabilité est moins grande. Ces gardes-malades, tout en profitant des nouvelles expériences que leur fournit sans cesse la vie d'hôpital, ont déjà acquis les connaissances générales de leur carrière, connaissances constituant la qualité fondamentale pour la position qu'elles occupent.

Il y a des cheftaines qui se rendent difficilement compte de la somme de travail exact qu'elles doivent laisser à leurs gardes-malades diplômées. Cette incertitude déteint naturellement sur les gardes-malades diplômées qui se forgent des idées fort erronées (elles le reconnaissent bientôt elles-mêmes) au sujet de ce que leur position est ou devrait être. En général, elles jugent du mérite de la cheftaine en cherchant à se rendre compte jusqu'à quel point elle se « mêle » de leur travail et dans quelle mesure elle « se fie » à elles. Je considère ces deux expressions comme typiques pour montrer les idées fausses qui prévalent au sujet de leurs responsabilités mutuelles.

En principe, toute garde-malade admet sans hésiter que la cheftaine est le chef de la salle. Sa présence lui est bien utile pour la renseigner sur des détails impliquant une responsabilité qu'elle redoute de prendre elle-même. Mais on peut entendre bien des gardes-malades parlant confidentiellement à leurs amies leur déclarer, avec plus ou moins d'emphase, que leur cheftaine *n'a pas à se mêler* de telle ou telle chose, ou encore qu'elle les rend malheureuses, ne voulant se fier à elles en aucun cas et voulant toujours s'occuper de tout elle-même.

Si la cheftaine est responsable de tout ce qui se passe dans ses salles, il est évident que *tout la regarde*. Si ses subordonnées ont une tendance à discuter ce droit indiscutable, cela doit provenir ou de la manière dont la cheftaine intervient en général ou de la disposition de la garde-malade à créer des difficultés pour les plus petites choses.

Dans ses rapports avec des gardes-malades de ce genre, la cheftaine fera bien de ne jamais céder et de persister dans la voie qu'elle juge être la bonne, au risque de s'attirer passagèrement la réputation d'être «agaçante» ou de «ne jamais vous laisser en paix». Avec calme, amabilité et méthode, elle domptera et gagnera en même temps ses gardes-malades.

Lorsque de tels dissentiments se manifestent, cheftaine et garde-malade diplômée ont également tort; mais en général la cheftaine est le plus à blâmer, car elle doit reconnaître la nécessité d'inculquer un tout autre esprit à ses subordonnées. L'initiative doit toujours venir de la personne responsable, c'est-à-dire de la cheftaine.

Les cheftaines de grandes salles, qui ont beaucoup de travail, sont facilement tentées de se décharger entièrement sur d'autres de divers détails d'administration. Il en résulte une grande confusion qui aurait pu être évitée, et trop souvent aussi une grave injustice commise envers des élèves et dont je reparlerai plus loin.

D'autre part, les cheftaines qui croient de leur devoir de tout faire par elles-mêmes, ne sont pas aptes à l'administration de grandes salles, parce qu'elles ne savent pas distribuer le travail à d'autres de manière à conserver leur liberté pour les occupations étant plus spécialement de leur ressort. Ce défaut gâte tellement l'œuvre d'un si grand nombre de travailleuses sérieuses et capables que je suis portée à croire que c'est celui contre lequel toutes les femmes choisissant une carrière publique devraient tout particulièrement se mettre en garde. Ce défaut est d'autant plus délicat à faire comprendre à celles qui en sont affligées et d'autant plus difficile à découvrir en nous-mêmes qu'il est souvent inspiré par des motifs louables. En tout cas, il faut le déplorer sérieusement comme étant une faiblesse qui amoindrit le succès de nos efforts.

L'idée fondamentale qu'une cheftaine a le devoir d'inculquer peu à peu à ses gardes-malades diplômées, l'idée maîtresse qu'elle ne doit pas perdre de vue dans ses rapports avec elles, c'est celle de l'union dans un but commun. Ce but, c'est le soulagement et le bien-être des malades, l'accomplissement régulier des devoirs qui incombent aux fonctions respectives de la cheftaine et de ses aides dans l'hôpital dans lequel et pour lequel elles travaillent ensemble.

Le principe de cette union, dont il est facile de saisir l'importance, et qui est pourtant souvent oublié, est précieux pour bannir les rivalités mesquines, toujours très déplacées et trop souvent prêtes à se produire parmi les travailleuses d'hôpital. L'union des forces diminue l'idée du « moi », presque toujours source de froissements. Il suffit, pour mettre un frein salutaire à ces sentiments personnels qui sont un si grand obstacle à l'accomplissement d'un travail utile, de bien s'imprégner de l'œuvre à laquelle cheftaines et gardes-malades désirent consacrer au fond toute leur bonne volonté et qui souffrirait de la moindre désunion.

Le problème qu'une cheftaine doit résoudre en dirigeant ses gardes-malades diplômées consiste à savoir concilier la surveillance exigée par sa situation avec la confiance qu'elle devra inspirer à ses subordonnées, en faisant tout son possible pour obtenir de chacune d'elles les meilleurs résultats qu'elle est capable de donner.

La seule base solide d'un travail harmonieux, c'est la confiance réciproque. Une cheftaine n'aura pas perdu le temps qu'elle consacre à créer ou à établir ce sentiment entre elle et chaque travailleuse avec laquelle elle entre en contact personnel. Elle ne doit s'épargner aucune peine pour atteindre ce but. Cette confiance réciproque une fois bien établie, tout le reste paraîtra relativement facile, mais là où elle manquera, surgiront inévitablement des difficultés sans nombre. Il est impossible d'éviter tous les malentendus entre travailleuses de caractères et de tempéraments différents qui peuvent se présenter dans des circonstances souvent pénibles et délicates, mais il est probable que le nombre de ces malentendus diminuera lorsque chacune se sera rendu compte de ce qui peut les produire et aura le sincère désir de les éviter.

Il faut que la cheftaine montre de la confiance à ses gardes-malades et la leur témoigne sans leur donner l'impression qu'elle leur accorde une faveur spéciale. Il faut qu'il soit entendu une fois pour toutes que rien de ce qu'elle dit ou fait concernant le service ne doit être interprété comme un manque de confiance. Quant aux gardes-malades qui ne méritent pas la confiance de leur supérieure, elles sentiront bientôt, peut-être à leurs dépens, l'excellence du système qui tend à éliminer les travailleuses non satisfaisantes.

Si une cheftaine n'a pas confiance en une garde-malade, qu'elle le lui dise tout simplement à la première occasion, en lui expliquant les raisons pour lesquelles elle se méfie d'elle. Une observation faite avec cette franchise fera comprendre à la personne en faute qu'elle est en contact avec une personne droite, désireuse d'être équitable envers elle, en même temps que préoccupée du bien de l'œuvre qu'elle dirige. Si la méfiance provient d'un malentendu, la garde-malade ne laissera pas échapper cette bonne occasion de l'éclaircir et de détruire l'idée fausse que la cheftaine s'était faite d'elle.

Dans le cas contraire, il est bon que la garde-malade sache que ses défauts ont été découverts et qu'elle doit en subir les conséquences.

Dans toutes les professions, on est souvent obligé d'accepter des travailleurs qui ne sont pas parfaits. Il est évident que le travail se ressent de leurs imperfections, mais c'est à ceux qui les dirigent de savoir obtenir de ces instruments le meilleur travail qu'ils soient capables de produire. Si le respect et la confiance mutuels sont impossibles à obtenir, il est inutile d'espérer de bons résultats, on ne les obtiendra jamais.

La surveillance de la cheftaine doit prendre la forme d'un *intérêt* actif à tout ce qui se passe dans ses salles et à chaque devoir qui incombe à chacune de ses subordonnées. S'il en est ainsi, elles s'adresseront avec empressement à leur cheftaine pour lui demander aide, sympathie et approbation. La question de savoir « de qui cela dépend » se trouvera noyée dans le désir d'accomplir chaque détail du travail non pas en dehors ou sans « l'intervention » de la cheftaine, mais avec la conviction d'être approuvée par elle. Le désir d'être une aide précieuse par l'*exactitude* dans l'accomplissement de tout devoir est infiniment plus encourageant que le désir d'être « laissée tranquille » ou encore celui si souvent exprimé : « qu'on ne se mêle pas du travail qui me regarde. » De telles erreurs ne peuvent que nuire à tous.

Combien de cheftaines ont été au-dessous de leur

tâche, combien n'ont pas réussi à maintenir la discipline dans leurs salles et à exercer l'autorité nécessaire sur leurs subordonnées, parce qu'elles n'ont pas compris leur propre responsabilité et s'en sont trop facilement déchargées sur d'autres. Ceci non pas avec l'intention de se soustraire à leur devoir, mais par l'idée mal définie que, ne pouvant tout faire par elles-mêmes, elles s'épargnaient ainsi de la peine et de plus contentaient les gardes-malades diplômées, se déchargeant sur elles de bien des devoirs dès qu'elles leur avaient donné la preuve de leur capacité. Les résultats ont démontré dans d'innombrables cas la folie de pareils procédés. Une cheftaine qui, de propos délibéré, chercherait à amoindrir son autorité, pourrait-elle trouver un moyen plus efficace pour atteindre ce but qu'en diminuant ainsi la possibilité de son utilité ?

Si les gardes-malades ne peuvent pas trouver auprès d'elle l'appréciation quotidienne de leur travail et cette sympathie dans les nombreuses difficultés dont les meilleures ont besoin pour les encourager, à qui iraient-elles ? Aucune cheftaine qui voit où l'entraînerait son refus de renoncer à une partie de sa responsabilité, n'adoptera volontairement un système dont les résultats seraient désastreux pour son autorité.

La cheftaine doit définir clairement à chacune de ses gardes-malades diplômées la tâche qu'elle leur assigne; elle doit les rendre responsables vis-à-vis d'elle de l'accomplissement exact et ponctuel de chaque détail. Le travail une fois bien expliqué, la responsabilité de son exécution sera laissée à celle qui doit le faire, et de cette manière il ne surviendra aucune irrégularité dans le service, même en l'absence de la cheftaine. Mais pour en arriver là, il faut que l'intérêt de la cheftaine se soutienne dans la surveillance de l'ensemble du travail et qu'elle insiste pour être tenue au courant de tout ce qui se passe.

Je le répète, nous ne pouvons mieux faire que de considérer un groupe de salles, comme une famille dont la cheftaine est la mère. Il devient alors très naturel qu'elle s'intéresse à tout. Personne ne songe à ignorer ou à braver ses désirs, toutes ses subordonnées viennent à elle pour lui demander aide dans les moindres difficultés. Chacune remplit son devoir, comprenant qu'il est une petite partie du grand tout qui s'accomplit en commun.

La division du travail est ainsi réglée par celle qui est responsable du bien-être de tous et qui par conséquent, est à même de juger comment ce travail peut être fait, tout en sauvegardant la liberté individuelle de chacune.

La cheftaine obtiendra facilement de ses subordonnées l'obéissance au règlement général de l'hôpital, qu'elle ne doit elle-même *jamais* enfreindre, en leur faisant de suite comprendre que c'est une chose toute naturelle et indiscutable.

La surveillance peut fort bien s'allier à la politesse. C'est une erreur de croire que l'on peut se dispenser de l'usage habituel du bonjour et bonsoir. Il n'y a pas de raison pour accepter à l'hôpital ce qui dans la famille serait considéré comme une grossièreté, et je ne vois pas pourquoi des fautes de ce genre ne seraient pas mentionnées dans les rapports de politesse du personnel, rapports indispensables au maintien rigoureux de la bonne tenue dans une salle.

Il se trouve souvent des travailleurs exacts en ce qui concerne l'observation stricte des heures et l'accomplissement consciencieux des devoirs et à qui la politesse est plus ou moins inconnue et indifférente. Pour obtenir l'uniformité du travail, pour assurer son bon résultat, il faut adopter un système de surveillance, et celui qui n'exclut pas la politesse usitée dans le monde est évidemment le meilleur.

Les cheftaines du London Hospital prennent leur service à huit heures du matin et les élèves doivent entrer dans les salles à sept heures. Il devrait y avoir dans chaque salle un carnet dans lequel une des gardes-malades diplômées du service de nuit serait chargée de marquer l'arrivée ponctuelle ou inexacte du personnel. Ce carnet serait à la disposition de la cheftaine, qui pourrait l'examiner en arrivant. Il est vrai qu'au premier déjeuner du personnel de jour, à l'Internat des gardes-malades, l'appel se fait, mais l'expérience prouve que des élèves peuvent, tout en étant notées présentes à ce premier appel, arriver en retard dans la salle. Le contrôle est donc encore nécessaire. La cheftaine peut facilement demander l'explication d'un retard et le fait seul qu'elle *sait* exactement ce qui se passe, est le meilleur préservatif contre l'inexactitude.

Quel ennui pour une cheftaine de se voir dans l'obligation d'avouer qu'elle n'a pas remarqué l'absence de telle élève ou la présence inattendue dans la salle de telle autre. Une cheftaine prouve sa capacité en étant au courant de tout ce qui se passe dans les salles confiées à sa direction. Cette connaissance du moindre petit fait consolide son autorité. La tâche de la cheftaine devient difficile lorsque le nombre de ses subordonnées est considérable, et elle ne pourra y suffire si elle n'adopte pas le système d'obliger son personnel à attirer son attention sur les moindres incidents du service. Elle obtiendra, par exemple, l'exactitude des élèves en leur inculquant dès leur entrée à l'hôpital le devoir de venir à elle pour lui donner les raisons d'un moindre retard ou, s'il n'y en a pas de bonnes, pour lui faire l'aveu de la faute commise. L'idée de méfiance étant écartée de part et d'autre, cette méthode pourra être pratiquée sans provoquer l'ombre d'une irritation chez la cheftaine ou chez la subordonnée, qui rempliront ainsi toutes deux leur devoir.

Quant aux soins spéciaux à donner aux malades, ce sont généralement les gardes-malades diplômées qui doivent exécuter les ordres du médecin. Ce sont elles, par exemple, qui font et appliquent les cataplasmes, quoique leur cheftaine soit responsable vis-à-vis du médecin de l'exécution de ses prescriptions. Mais comment la cheftaine assumerait-elle cette responsabilité si, au lieu de s'assurer par elle-même que tout a été fait en temps voulu, elle comptait sur l'exactitude de ses subordonnées sans la contrôler?

D'un autre côté, la garde-malade diplômée ne doit pas inutilement fatiguer la cheftaine en l'obligeant à s'informer de l'exécution exacte des petits détails. Elle devrait se faire un devoir d'aller au devant des désirs de sa cheftaine en lui disant distinctement que telle ou telle chose a été faite à tel ou tel malade. Jusqu'à ce que la garde-malade ait pris cette habitude, la cheftaine devra insister en la questionnant et en veillant à ce que les divers détails soient exécutés. La chose importante pour la cheftaine est de dresser ses gardes-malades diplômées dans ce sens; de les amener à prendre cette habitude qui leur sera utile parce qu'elle les forcera à retenir et à coordonner dans leur mémoire les ordres donnés pour les différents malades. La mémoire ne peut que gagner à pareil exercice, et cette méthode sera un frein pour les gardes-malades négligentes. Même les moins consciencieuses hésiteront à déclarer exécuté un détail qui ne l'est pas, tandis qu'elles ne se feront pas grand scrupule de négliger certaines choses, au risque que la cheftaine s'en aperçoive par hasard. Elles se réserveront alors la facile excuse de dire : « j'ai oublié. »

La même remarque s'applique à la nourriture des malades; c'est la garde-malade diplômée qui doit se tenir au courant de tous les changements de régime que le médecin ordonne; c'est elle aussi qui doit transmettre à la cheftaine les vœux que les malades émettent au sujet de la nourriture. Ainsi avertie, la cheftaine peut s'enquérir auprès du médecin si elle est libre d'accorder ce que les malades demandent; sans l'aide de la garde-malade diplômée, elle ne peut avec la meilleure volonté donner suite aux désirs d'une soixantaine de malades. L'idée de coopération sera fortifiée par cette méthode pratique d'aider la cheftaine dans l'accomplissement du devoir commun.

Les règles concernant les devoirs respectifs des gardes-malades des services de nuit et de jour doivent être clairement établies et suivies aussi exactement que les exigences du travail le permettent. Si les gardes-malades de l'un des deux groupes ont fini leur tâche avant l'heure prescrite, il est naturel qu'elles prennent plaisir à aider l'autre, mais il ne faut pas permettre que les unes laissent leur propre besogne inachevée pour aider les autres à faire la leur.

Il existe dans l'hôpital des règles générales concernant le travail des veilleuses et des gardes-malades de jour que la cheftaine ne peut se permettre de changer. Son devoir est, au contraire, de veiller à ce qu'elles soient strictement observées. Il est inutile de dire que lorsqu'un groupe quitte le travail et qu'un autre prend le service, le premier groupe doit laisser au second tous les instruments propres et en ordre.

Il n'est pas permis aux veilleuses de faire les lits, excepté, bien entendu, dans un cas particulier où cela peut être exigé pour un malade spécial.

La réfection générale des lits de la salle est un travail trop dur pour les veilleuses au moment où leur pénible service touche à sa fin, et dans les hôpitaux où cette besogne leur incombe, la peur d'être en retard les oblige à réveiller et à incommoder les malades trop tôt. D'ailleurs, ce sont les gardes-malades de jour qui sont chargées du soin des lits, c'est-à-dire de la façon dont ils sont arrangés. Ce travail devrait être la première occupation des gardes-malades en prenant leur service le matin.

En général, quand une salle est comble ou que de nombreux cas graves compliquent le service, le travail des veilleuses se trouve augmenté dans les mêmes proportions que celui du personnel de jour. Le mélange des devoirs des deux groupes, sous prétexte de s'entr'aider, n'amène alors que la confusion.

Il y a cependant des cas exceptionnels où la cheftaine peut, en laissant un mot à sa veilleuse principale, autoriser une élève de service de nuit à travailler sous la direction d'une garde-malade de service de jour ou *vice-versa*, si le service nocturne ou le service de jour réclame des bras supplé mentaires. Ce fait peut se produire lorsqu'une salle très chargée se trouve subitement allégée par la disparition des cas les plus inquiétants; lorsque le roulement des entrées et sorties des hospitalisés amène tout à coup une augmentation de travail ou encore par suite de l'absence inattendue de quelque élève. Cette permutation peut se faire de 7 heures du matin, heure d'arrivée des gardes-malades de jour, à 9 h. 20 du matin, heure réglementaire à laquelle, au London Hospital, les veilleuses quittent la salle.

Un arrangement soigneux et prévoyant de la cheftaine rend de grands services dans ces occasions. Chaque élève est alors à même de faire le travail dont elle est chargée, sans perdre des instants précieux à se demander : « Que dois-je faire maintenant? »

Dans des cas de ce genre, on ne pourra employer utilement chaque paire de bras qu'en prenant des dispositions judicieuses, et le personnel qui trouvera son champ de travail tout organisé, comprendra de suite, en y entrant, la valeur d'une bonne méthode.

Tous ceux qui travaillent dans les hôpitaux savent combien il y a d'ouvrage dès 6 heures du matin. C'est à ce moment-là qu'il est permis aux veilleuses de distribuer le premier déjeuner aux malades, et le personnel est en conséquence fort occupé jusqu'à 9 h. 30, heure à laquelle les salles doivent être prêtes pour la visite du médecin. Mais il ne faut pas oublier que de 7 heures à 9 h. 20 les membres du personnel de jour et de nuit sont de service ensemble et que, s'il y a beaucoup de besogne, il y a aussi beaucoup de mains pour la faire. Naturellement les veilleuses, une fois leur travail achevé, doivent aider les gardes-malades de jour en tout, jusqu'au moment de quitter leur service.

Les gardes-malades diplômées et les élèves du service nocturne ne quitteront pas leur salle avant l'heure réglementaire. Un repas substantiel leur étant servi à 10 heures, elles ne doivent pas — sous peine de perdre leur appétit — prendre part au petit déjeuner du personnel de jour. Leur dernier repas devrait être pris avant le premier déjeuner des malades. Je ne veux pas dire par là qu'il soit absolument interdit aux veilleuses de prendre une tasse de thé ou de café de 6 heures à 10 heures, mais je voudrais éviter qu'elles prissent la mauvaise habitude que certaines gardes-malades sont si disposées à adopter, de prendre tout un déjeuner (rôties, tartines de beurre, confitures) à 8 ou 9 heures. J'insiste sur ce point, parce que j'ai connu des cheftaines qui, par une fâcheuse indulgence, permettaient que ces repas devinssent une habitude. Si elles se rendent compte de l'effet déplorable que peut avoir sur la santé de leurs élèves la multiplicité de repas irréguliers au lieu d'une nourriture saine, servie à des heures convenables, elles n'encourageront jamais pareil procédé.

Les nouvelles venues comprendront vite l'importance d'achever un travail à l'heure fixée. Si tout ne peut être fait en temps voulu, c'est que l'organisation du travail est défectueuse. Les élèves gaspillent beaucoup de force et de temps quand elles ne savent pas chacune ce qu'elles ont à faire. Sous l'impression qu'il y a beaucoup de besogne, elles se mettent à travailler vaguement dans toutes les directions, au lieu de procéder posément à l'exécution de la tâche indiquée. C'est à la cheftaine de pénétrer chacune de ses subordonnées de la nécessité d'un travail méthodique, c'est à elle aussi de diviser le travail et de le répartir entre les escouades de jour et de nuit. Ainsi chaque aide n'hésitera pas sur ce qu'elle doit faire; elle connaîtra exactement son rôle dans l'engrenage du travail.

La cheftaine ne doit pas permettre à ses veilleuses de rester dans le service au delà de l'heure réglementaire, à moins d'en être prévenue par une explication motivée. La même remarque s'applique aux gardes-malades et élèves du service de jour. Seulement ces dernières étant attendues pour dîner immédiatement à la sortie de leur salle, leur arrivée tardive serait remarquée; l'impossibilité de cacher ce retard empêchera qu'il se produise. Peut-être aussi la tentation de prolonger le service des veilleuses est-elle plus grande que celle de garder au delà de l'heure fixée le personnel de jour. Beaucoup de cheftaines, disposées à se vanter de faire observer scrupuleusement les règlements de l'hôpital, négligent de les observer elles-mêmes; elles

6

semblent à peine se rendre compte qu'en retenant leurs subalternes au delà des heures de leur service, elles sont en contradiction flagrante avec un règlement qui est fait pour tous ceux qui remplissent une fonction dans l'hôpital et à l'observation duquel elles doivent par conséquent veiller. Une cheftaine qui veut obtenir l'obéissance doit être parfaitement conséquente avec elle-même et donner aux personnes qu'elle dirige l'exemple d'une soumission complète aux règlements. Elle ne peut pas se permettre de choisir parmi les règles établies celles qu'elle observera parce qu'elle les approuve, et celles dont elle ne tiendra aucun compte parce qu'elle ne les approuve pas ou qu'elle craint de ne pouvoir les faire accepter.

Chez une cheftaine, de pareils procédés seraient aussi nuisibles à l'œuvre et à la discipline générale de l'institution qu'ils seraient préjudiciables à sa propre position et à son influence. En outre, le choix qu'elle se permettrait parmi les règles qu'elle doit faire observer ou l'usage qu'elle ferait de certaines règles à un moment donné pour les oublier ensuite, donnerait à ses subordonnées l'impression d'un défaut de l'équilibre qu'elles sont en droit d'attendre de leur supérieure. Quoique la pensée de traiter qui que ce soit avec injustice soit bien éloignée d'elle et qu'elle n'ait nullement l'intention d'exciter des rivalités, si la manière dont elle dirige son travail dépend de son humeur au lieu de reposer sur des principes bien définis, l'effet

produit sur celles qui ont le malheur d'être placées
sous sa direction sera déplorable. Les règlements
généraux étant entre les mains de toutes celles
qu'ils concernent, toutes ont aussi le droit d'en critiquer l'application inexacte.

La cheftaine qui sait faire respecter les règlements
obtient l'estime de ses subordonnées, tandis que
celle qui n'insiste pas sur l'obéissance ne peut s'attendre tout au plus qu'à une popularité passagère,
étant considérée comme « pas difficile ».

Les gardes-malades diplômées, aussi bien que les
filles de salles, doivent considérer les règles générales comme un guide pour la marche entière de
tout l'établissement, tandis que le détail du travail
doit être organisé de façon individuelle, mais systé-
matique, par la cheftaine et doit être approprié aux
besoins de chaque salle.

Une fois que le principe ou plutôt le sentiment
de la vie de famille sera solidement établi, le fonctionnement des différents services se fera avec une
facilité de laquelle on ne se serait jamais douté.
L'autorité de la cheftaine une fois bien établie dans
la salle et la pensée d'empiéter sur ses droits étant
bien écartée de l'esprit de ses gardes-malades, celles-
ci pourront à l'occasion se permettre de proposer
respectueusement à leur cheftaine certaines modifications dans l'organisation de leur travail. Elles la
trouveront le plus souvent toute disposée à faire
l'essai de ces améliorations si elle les juge prati-
cables.

La question de demander à une garde-malade si telle ou telle chose a été faite à tel malade, ne soulèvera pas plus d'objections ou n'excitera pas plus de méfiance que la question « Avez-vous songé à écrire tel mot ou à envoyer tel message? » ne causerait d'ennui à deux membres d'une même famille. Il vaut la peine que la cheftaine fasse tous ses efforts pour faire régner cet esprit dans ses dortoirs.

Le devoir dévolu à la cheftaine de s'occuper du bien-être de ses gardes-malades l'aidera à établir entre elles les bons rapports qui doivent exister. Il est essentiel que la cheftaine fasse sentir à chaque garde-malade qu'elle lui porte un intérêt tout personnel. Un sentiment de confiance réciproque sera éveillé chez la garde-malade par le fait qu'elle saura sa santé, son bien-être et même ses distractions, l'objet d'une bienveillante sollicitude. Il est peu probable qu'on obtienne des égards des personnes pour lesquelles on n'en a jamais eu ; si les gardes-malades n'ont pas l'impression que leur bien-être et leurs désirs sont pris en considération, on ne peut pas s'attendre à ce qu'à leur tour elles soient attentives à placer le soin des malades et les exigences du travail au-dessus de leurs intérêts personnels.

L'effort mental et physique est considérable chez les gardes-malades de tous grades, aussi est-il bien nécessaire de leur accorder des distractions adaptées à leur genre de vie et renouveler le courage dont elles ont besoin pour leur travail auprès des malades.

C'est une banalité d'affirmer qu'une garde-malade fatiguée remplira ses fonctions d'une manière moins satisfaisante que lorsqu'elle est bien reposée et se sent à la hauteur de sa tâche; et pourtant c'est une vérité souvent oubliée. La cheftaine se voit souvent dans l'impossibilité d'accorder à une garde-malade fatiguée le repos qui lui serait nécessaire, quoique nous sachions tous que le service des gardes-malades, qui demande une attention si soutenue, se trouve ainsi souvent exécuté dans des conditions regrettables. Il faut que la cheftaine comprenne que, dans l'intérêt de ses subordonnées, du sien et de celui de la marche du travail, on doit éviter autant que possible le surmenage du personnel. Il ne faut pas qu'elle se laisse décourager par l'apparente indifférence que rencontreront probablement ses efforts pour faciliter la tâche de ses subordonnées. Tous ceux qui se sont occupés du bien-être d'une classe quelconque de travailleurs ont été souvent bien attristés en constatant que ceux qui profitent le plus des avantages sont ceux qui les apprécient le moins. Il est bon de s'attendre à ces déceptions et de s'armer de courage pour persévérer dans la voie que l'on sait être la bonne.

L'aversion des gardes-malades pour les sorties régulières, aversion qui devient parfois chronique, provient de causes différentes. Souvent la fatigue physique leur enlève l'envie d'aller se promener, ou bien le travail d'hôpital absorbe à un tel point celles qui s'y sont adonnées, qu'il les retient à l'hôpital pendant leurs heures de liberté. Quelquefois aussi elles préfèrent ne pas quitter leur poste quand elles se rendent compte qu'il y a beaucoup d'ouvrage. Mais, excepté dans des circonstances particulières, cela ne devrait jamais être toléré. L'organisation du travail exige et permet que les malades ne soient pas laissés seuls; c'est l'affaire de la cheftaine, et l'expérience apprendra à la garde-malade que, sauf dans certains cas exceptionnels, elle est plus utile à ses malades et plus capable d'accomplir sa tâche quand elle aura profité de ses deux heures de liberté que si elle n'avait pas quitté la salle.

On pourrait alléguer que, d'autre part, il y a des gardes-malades qui sont disposées à obtenir plus d'heures de liberté qu'il n'est compatible avec le bien-être des malades ou équitable envers leurs compagnes. Cette tendance, quand elle existe, doit être aussi sérieusement réprimée. L'esprit de sacrifice qui devrait se trouver à l'état latent chez toute travailleuse sérieuse, doit être invoqué quand les conditions du travail l'exigent. Lorsqu'il arrive que dans certains cas cet esprit fait défaut, le devoir de la cheftaine est d'attirer l'attention de sa garde-malade sur cette lacune et de l'aider à arriver à une conception plus juste de ses exigences personnelles et de celles du travail.

Il est bien plus facile à une cheftaine de donner une permission qu'elle sait déraisonnable et qui ne peut être accordée qu'en surchargeant de travail quelqu'un d'autre, que de risquer une manifestation de mauvaise humeur qui suivrait sans doute son refus. Mais avant tout une cheftaine doit se souvenir qu'il ne s'agit pas de ce qui est le plus facile pour elle, mais de ce qui vaut mieux pour son travail et de ce qui est le plus juste envers ses subordonnées. Elle doit faire sentir à ses gardes-malades qu'elle est toujours heureuse de leur faire plaisir, mais elle n'agirait pas avec bonté en les laissant devenir égoïstes, ce serait plutôt un manque de conscience en reculant devant l'accomplissement d'un devoir désagréable.

Les conditions des devoirs des gardes-malades dans les hôpitaux sont aujourd'hui très modifiées et il est parfois difficile de comprendre en quoi consiste ce grand sacrifice de soi-même dont nous *entendons tant parler* et, je dois le reconnaître, que nous voyons si peu.

Évitons surtout le sacrifice par amour du sacrifice, mais ne reculons pas devant le sacrifice au nom de l'amour, le sacrifice par véritable amour du prochain et du travail hospitalier sur lequel les soi-disant gardes-malades sont capables de dire tant de belles choses qu'elles ne mettent guère en pratique.

Il ne faut pas que la cheftaine soit égoïste et qu'elle refuse d'accorder une permission uniquement par ennui des petites difficultés qui peuvent en résulter pour elle ou pour ne pas transmettre la demande à la directrice. Mais je crains de devoir reconnaître que la garde-malade moderne a une tendance de plus en plus marquée à s'imaginer que les exigences légitimes du travail peuvent être sans cesse changées et adoptées à la satisfaction de son désir personnel. Il ne résultera aucun bien ni pour le travail ni pour les travailleuses, si cette façon peu digne et peu pratique d'agir est encouragée.

Le travail ne manque jamais dans une salle d'hôpital, et si les gardes-malades sont en droit de réclamer la récréation régulière qui leur est due d'après les règlements et si elles doivent être encouragées à en profiter, toute récréation supplémentaire dépendra surtout des désirs de la cheftaine et des règles de l'établissement auquel elles appartiennent. J'ai l'impression que, pour une garde-malade diplômée, la tentation de se laisser aller à l'égoïsme en refusant ces permissions ne provient pas en général d'intérêt pour ses malades, mais du fait que ce sont les élèves qui sont chargées de la partie la plus dure et la moins attrayante du travail. En disant cela, je ne veux pas être injuste envers des gardes-malades qui auront peut-être sérieusement essayé de ne pas être égoïstes et qui sont consciencieuses sous ce rapport, mais si la question leur est nettement posée, je crains que même celles-là seront obligées de se reconnaître coupables de quelque égoïsme. C'est indigne de leur position et du sentiment du devoir très élevé que chacune doit au moins s'efforcer d'atteindre. Dans les salles où il est permis de traiter les élèves d'une façon si inconsidérée, les cheftaines sont, à mon avis, très blâmables. Je veux bien croire que dans certains cas elles ne s'aperçoivent pas de la manière dont cette mesquine tyrannie est exercée, mais c'est là la plus faible excuse qu'elles puissent invoquer. L'ignorance d'une chose, quand la connaissance de cette chose est un devoir, ne peut guère être considérée comme circonstance atténuante.

Si ce système déplorable n'existait que dans les salles où les cheftaines pourraient déclarer de bonne foi qu'elles l'ignoraient, il serait relativement facile de l'extirper. Malheureusement, les choses se passent rarement ainsi. La force de cette méthode erronée au sujet des relations entre gardes-malades diplômées et élèves réside dans le fait que beaucoup de cheftaines l'approuvent ouvertement ou tacitement, déclarant avec naïveté que le système de « rudoyer » les élèves leur fait du bien. Elles devraient se souvenir plutôt combien elles ont elles-mêmes souffert de ce procédé, au lieu d'essayer de se persuader qu'il leur a été profitable. Elles oublient qu'elles avaient alors cruellement ressenti et reconnu toute l'inutilité de ce système.

Dans le chapitre suivant, je parlerai de la méthode que je crois la meilleure pour former les élèves et de quelques-unes des erreurs qui règnent à ce sujet. Dans la pratique, le travail et le bonheur des élèves se trouvent nécessairement influencés par les gardes-malades diplômées avec lesquelles elles sont mises en contact journalier par leur service, aussi est-il important que la cheftaine comprenne clairement les devoirs respectifs de ces deux catégories de travailleuses. Elle cherchera à faire partager sa manière de voir aux gardes-malades diplômées, afin d'obtenir leur cordiale coopération. En même temps, elle devra reconnaître qu'il est dans son rôle de cheftaine d'enseigner à ses gardes-malades diplômées la façon de traiter les élèves et elle arrivera à connaître elle-même non seulement leur caractère, mais aussi l'étendue de la tâche qui leur incombe.

Pour arriver à cette réforme nécessaire, il faut de la part de la cheftaine une appréciation juste des circonstances et la ferme détermination de l'obtenir. Elle s'apercevra promptement que le seul moyen d'atteindre le but est de faire partager aux gardes-malades diplômées sa manière de voir et de leur faire comprendre qu'en agissant autrement, elles perdent de vue le but *le plus élevé* qu'il est cependant possible d'atteindre.

Il faut que la cheftaine comprenne et fasse comprendre à ses gardes-malades que, quelles que soient leurs expériences personnelles, il n'y a aucune raison pour persister dans un mauvais système. On nous dira que toujours, et dans tous les hôpitaux, la façon dont les gardes diplômées traitent les élèves donne lieu à des plaintes, que la différence entre les habitudes de plusieurs hôpitaux est plus apparente que réelle. On ajoutera la pénible vérité qu'à l'instant où une élève est appe-

lée à remplir les fonctions de garde-malade diplômée, elle suit l'exemple de ses camarades et devient
comme elles péremptoire envers ses subordonnées.
Tous ces arguments prouvent simplement qu'une
réforme est indispensable pour modifier ce mauvais esprit.

Il est inutile de rechercher comment cet état de
choses s'est produit; il semble avoir eu en partie
pour origine le fait que, lorsque les femmes bien
élevées commencèrent à entrer dans les hôpitaux,
elles ne furent pas reçues avec cordialité par leurs
prédécesseurs, et on ne fit rien pour aplanir aux
soi-disant intruses les difficultés de leur entrée.
Nous pourrions aussi donner comme explication
de ce fait la tendance inhérente à la nature
humaine d'exercer une autorité transitoire et
limitée d'une manière peu aimable.

Une certaine force de caractère est nécessaire
pour résister aux traditions dont nous héritons en
prenant possession d'une tâche commencée. La résistance à la routine est d'autant plus méritoire que,
dans le cas qui nous occupe, elle apporte à notre
tâche journalière un surcroît de travail que nous
aurions la possibilité d'infliger à d'autres non pas
par malveillance, mais simplement par habitude.

Dans la carrière hospitalière, plus encore qu'ailleurs, l'avancement ne devrait pas être considéré
comme une occasion de devenir paresseuse, d'éviter des devoirs désagréables, d'infliger à d'autres
des procédés auxquels nous désirons vivement

nous soustraire nous-mêmes. Il doit être regardé plutôt comme un moyen d'augmenter notre utilité, d'aider et d'encourager les autres à accepter telles quelles les difficultés qui seraient écrasantes pour les nouvelles venues et d'y faire face en payant de notre personne. Un des privilèges que l'avancement confère à celle qui en est gratifiée, c'est de rendre de plus grands services. « Celui qui est le plus petit parmi nous, c'est celui qui est grand. » (Luc, IX, 48.) Cette parole divine prouve mieux que toute autre dans quel esprit doivent être accomplies les différentes étapes de cette carrière; elle est un guide fidèle lorsqu'il survient un doute sur la ligne de conduite à suivre. Que chaque garde-malade juge par elle-même si elle est disposée à regarder ses devoirs respectifs sous ce jour-là.

Elle apprendra promptement à se rallier au principe que nous venons d'indiquer, non pas parce qu'il est facile à mettre en pratique — ce qui n'est pas le cas — mais parce qu'il est juste.

Si le personnel d'une salle se considère comme une famille, l'idée du travail harmonieux « en famille » sera adoptée. On reconnaîtra alors que la part la plus lourde du travail ne doit pas retomber sur les plus jeunes membres de la famille. Les plus expérimentées suppléeront à l'inexpérience des nouvelles venues et les ménageront en prenant sur elles-mêmes les tâches les plus dures. Il n'y a pas lieu de craindre que cette façon d'envisager les choses soit fâcheuse pour les élèves, car aussitôt qu'elles seront

suffisamment au courant de leur tâche pour être
nommées gardes-malades diplômées, la même abnégation et le même souci des autres leur seront
demandés. Il ne serait ni raisonnable ni équitable
de faire porter les charges les plus lourdes par celles
qui n'ont pas même appris à les soulever et qui,
par cela même, sont tentées de se former une idée
exagérée de leur poids. Laissez-les se développer,
mûrir suffisamment pour la lutte qui les attend.
Mais si la génération actuelle des gardes-malades
diplômées, au lieu de servir d'exemple à celles qui
se préparent à leur succéder, leur montre un exemple
si médiocre, pouvons-nous nous étonner de ce que
la majorité des travailleuses irréfléchies marche
sur leurs traces et prolonge ainsi indéfiniment un
état de choses déplorable? Une conception aussi
fausse de la manière de traiter les élèves ne peut
que porter préjudice à celles qui se disposent à
entrer dans la carrière : elles renoncent à en faire
l'essai, effrayées qu'elles sont à la pensée des épreuves inutiles par lesquelles il leur faudrait passer.

« Les élèves doivent prendre leur part du travail
pénible, » s'écrieront vivement et avec emphase certaines gardes-malades. Oui, mais *leur* part ne veut
pas dire notre part aussi et ne comprend pas *tout* le
travail pénible comme beaucoup de gardes-malades
diplômées semblent le croire. Il sera temps pour les
élèves d'en prendre la plus grande partie lorsqu'elles seront devenues elles-mêmes gardes-malades diplômées. Cette division du travail est

absolument juste, car chacune le •fait ainsi à son
tour. Si ce système d'éducation n'est pas adopté, le
travail pèsera lourdement sur les novices inexpéri
mentés ; s'il est adopté, au contraire, il sera fait par
celles qui sont devenues capables de l'accomplir.

Je voudrais voir chaque garde-malade diplômée
faire un réel effort mental afin d'arriver à traiter
outes les élèves avec lesquelles elle est en contact
personnel, *non comme elle a été traitée elle-même,
mais comme elle aurait aimé être traitée* lorsqu'elle a
traversé cette période de sa carrière hospitalière. En
se souvenant de ses propres débuts, sa sympathie
sera d'autant plus grande pour les nouvelles venues.
Si ces sentiments étaient plus développés, nous ne
verrions jamais·des gardes-malades exclure des élèves du petit déjeuner supplémentaire que sont heureux de prendre presque tous les membres du
personnel hospitalier, en dehors du premier déjeuner de 6 heures 3o du matin ; cela est souvent
arrivé ; il y a des gardes-malades diplômées qui,
lorsque le travail du matin est assez avancé, vont
prendre leur tasse de thé ou de café, laissant le reste
de la besogne aux élèves sans se préoccuper si à
leur tour elles auront le temps de prendre quelque
chose. Comment peut-on justifier un pareil égoïsme?
On ne peut guère admettre que les élèves qui ne
sont pas encore accoutumées à prendre leur premier
déjeuner de si bonne heure aient moins besoin que
les cheftaines de ce petit repas supplémentaire, surtout si on songe que, n'étant pas encore habituées

à travailler, elles se trouvent cependant chargées de la partie la plus matérielle et fatigante du service de la salle.

En outre, la plupart des nouvelles élèves sont beaucoup trop timides et dépaysées pour songer elles-mêmes à se préparer du thé ou tout autre réconfortant si on ne les y invite pas. Ce n'est pas une garde diplômée qui hésiterait à se procurer tout ce dont elle croirait avoir besoin! En tout cas, qu'on laisse les gardes-malades diplômées et les élèves prendre ce léger repas avec le confort que les circonstances permettent, mais qu'on évite autant que possible toutes ces puériles distinctions. Si elles ne peuvent toujours être évitées, que les gardes-malades diplômées se pénètrent bien de l'idée que leur devoir est de songer d'abord aux élèves et ensuite à elles-mêmes.

Je pourrais citer d'autres incidents journaliers de semblable nature, mais je crois inutile d'appuyer davantage sur des détails; j'en ai dit assez pour faire comprendre les progrès que j'aimerais voir se produire dans les rapports entre les gardes-malades diplômées et leurs élèves; ce sera, je crois, une preuve frappante de la nécessité d'un changement.

Les cheftaines sont responsables en dernier lieu de l'éducation des élèves, mais pour cela comme pour bien d'autres choses elles sont obligées, dans de grandes salles, de compter beaucoup sur l'aide des gardes-malades diplômées. J'aimerais les voir toutes deux coopérer à l'enseignement des élèves et faire un commun effort pour avoir des manières aimables et des égards envers celles qui rencontrent des difficultés dans un travail nouveau.

La cheftaine doit faire la plus grande attention à la manière dont les gardes-malades diplômées traitent leurs élèves; c'est la partie plus importante de sa tâche. La tendance à considérer les élèves comme un mal nécessaire qu'il faut supporter, doit être systématiquement combattue. La cheftaine surveillera et s'efforcera d'empêcher cet égoïsme, qui est souvent une si grande tentation pour la garde-malade diplômée.

Je sais qu'il y aurait beaucoup à dire en envisageant l'autre côté de la question, mais je le réserve pour l'un des chapitres suivants. Je désire simplement insister ici sur l'importance pour une cheftaine consciencieuse d'inspirer à ses gardes-malades diplômées le désir de rendre un juste témoignage à chacune des élèves placées sous sa direction, et je voudrais exprimer l'espoir que cheftaines et gardes-malades diplômées s'efforceront de se rappeler que la manière dont elles préparent celles qui doivent suivre leurs traces, a une influence vitale sur l'avenir immédiat de l'œuvre à laquelle elles ont cru utile de consacrer elles-mêmes une partie de leur vie.

Une cheftaine digne de ce nom veillera sérieusement sur les gardes-malades diplômées qui lui sont confiées et fera tous ses efforts pour les préserver de l'effet désastreux que produit sur leur travail et leur caractère le manque d'intérêt et de bienveillance pour leur bien-être. Je crains que plusieurs d'entre nous puissent se rappeler des cas où des gardes-malades pleines d'avenir en vinrent peu à peu à n'accomplir que machinalement leur devoir une fois leurs examens passés et leur diplôme obtenu, comme si, ce but une fois atteint, il n'y avait plus de progrès à faire et pas d'autres victoires à remporter.

Devons-nous considérer les cheftaines responsables de pareils faits? Comment se fait-il que des gardes-malades qui ont donné de la satisfaction comme élèves, une fois devenues gardes diplômées deviennent si promptement négligentes dans leur service, sont moins empressées à venir en aide à leurs camarades que bien des élèves qui travaillent sous leurs ordres et qu'il serait de leur devoir d'influencer par leur bon exemple? Si de pareils cas se présentent sur la route d'une cheftaine, son devoir est non seulement d'y penser, mais de ne pas se déclarer satisfaite avant d'avoir essayé d'en empêcher le renouvellement dans le rayonnement de son influence.

J'ai eu parfois, à mon grand regret, l'occasion de constater le peu d'intérêt véritable qu'une cheftaine témoignait aux projets d'avenir d'une de ses gardes-malades diplômées qui avait été pendant un an sous sa direction et à laquelle elle exprimait le regret de la perdre. Non seulement elle ne prenait aucunement part aux espérances et aux craintes qui agitent une garde-malade lors d'un prochain

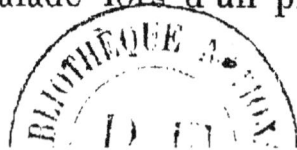

7

déplacement, mais encore cette cheftaine, après avoir vécu en contact direct et journalier avec sa garde-malade, se montra presque étonnée de ce qu'elle vînt lui demander conseil au sujet de ses projets. Ce qui m'étonne, c'est que cette jeune fille ait seulement eu l'idée d'essayer de s'adresser à une personne dont l'influence avait été si négative. J'eus l'impression non pas que la cheftaine désirait être désobligeante, mais qu'elle avait négligé de saisir les bonnes occasions d'avoir de l'influence sur sa subordonnée. Naturellement, il y a des gardes-malades diplômées qui ne répondent pas aux avances bienveillantes qui leur sont faites, mais peu y résistent à la longue ou désirent seulement résister à l'intérêt que la cheftaine manifeste pour leur travail individuel, pour leurs aspirations et leurs espérances.

Ces rapports, tels qu'ils devraient exister entre garde-malade diplômée et élèves, ne peuvent et ne devraient pas être obtenus par force, mais là où ils existent ils rendent les plus grands services. Évidemment il manque une qualité importante à la cheftaine qui n'exerce qu'une influence négative sur ses subordonnées. Les cheftaines capables de s'intéresser activement aux progrès et au bonheur de leurs élèves feront bien de se souvenir que cette influence aimable est un des plus grands bienfaits qu'elles puissent procurer à celles qui travaillent sous leur direction. Il règne actuellement un esprit de camaraderie entre cheftaines et gardes-malades diplômées qui souvent ne sert qu'à masquer leur indifférence mutuelle pour les choses plus élevées et plus profondes et contre lequel on ne peut pourtant pas réagir. Aussi longtemps que « tout va bien », si nous jugeons d'après les résultats, nous voyons que cet intérêt n'est qu'à la surface et nous comprenons que des travailleuses sérieuses se demandent si c'est là *tout* ce qu'elles peuvent espérer de leur cheftaine et si elles ne sont pas en droit d'attendre d'elle un *intérêt plus sérieux*.

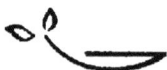

CHAPITRE IV

Dressage pratique des nouvelles élèves.

Toutes les bonnes cheftaines n'ont pas le même don d'enseignement et pourtant le talent de faire profiter les autres de leur savoir est une des qualités qui leur est le plus nécessaire. Il est impossible qu'elles aient toutes un succès égal dans cette branche de leur travail; mais si elles comprennent l'importance de l'enseignement des élèves, elles auront fait le premier pas pour obtenir de bons résultats.

Il y a des cheftaines qui, en parlant de leurs élèves et en pensant à elles, les considèrent comme leurs ennemies naturelles. Elles ont été prévenues, lors de leur nomination au grade de cheftaine, que l'enseignement constituait une des branches les plus importantes de leur service, et cependant elles ont le tort de laisser voir non seulement l'ennui que leur donne cet enseignement, mais encore de

ne faire aucun effort pour dissimuler cette disposition peu aimable.

C'est ce qui augmente considérablement les difficultés inévitables que rencontre toute nouvelle
venue entrant dans un hôpital ou tout au moins en
changeant de service. Si elle ne fait que changer
de salle, son embarras sera moins grand puisqu'elle
connaît déjà un peu la vie de l'établissement et elle
sera alors moins mal accueillie.

Si des gardes-malades objectent à l'enseignement
des élèves, elles ne devraient pas aspirer à devenir
cheftaines; elles sont absolument impropres pour
cet emploi. Elles pourront dire que les soins aux
malades sont la chose principale, c'est vrai; mais
si elles n'ont d'attrait que pour cette partie de leur
tâche, elles feraient mieux de rester simples gardes-
malades diplômées ou de chercher une place de
cheftaine dans un petit hôpital; ici leur travail
équivaudrait à peu près à celui d'une garde-malade
diplômée dans une grande institution.

Si le don de soigner était un instinct naturel
à toute femme, nous n'aurions pas besoin de cheftaine pour enseigner l'art du « soignage ». Les
salles pourraient être administrées par des gardes-
malades diplômées, l'exécution des ordres du
médecin et le bien-être général des malades pouvant être assurés par elles.

Mais nous savons que le dressage technique et
approfondi des gardes-malades doit être fait et
acquis dans la salle d'hôpital et que cet enseigne-

ment constitue une partie très importante du travail de la cheftaine.

La gratitude qu'éprouvent beaucoup de cheftaines envers celles qui les ont instruites elles-mêmes et la reconnaissance témoignée souvent par les élèves qui se rendent compte de ce qu'elles sont redevables à celles qui se sont donné la peine de les instruire, prouvent que bien des cheftaines ont connu et connaissent leur devoir.

Personne n'ignore que la répétition fréquente des mêmes enseignements à des séries successives d'élèves, exige beaucoup d'énergie et de patience de la part des cheftaines. Toutes celles qui ont rempli consciencieusement cette tâche, souvent ingrate, seront les premières à le reconnaître.

De même que la cheftaine peut avoir la tentation de s'épargner de la peine dans l'enseignement, de même la garde-malade diplômée a facilement la tendance d'imposer à ses élèves la part la plus rude du travail. On ne saurait opposer trop de résistance à cette double tentation.

Des idées plus larges sur les exigences du travail hospitalier en général et sur leur propre responsabilité donneraient aux cheftaines plus de patience et de persévérance. Au commencement, beaucoup d'entre elles ont le désir d'instruire fidèlement leurs élèves et croient sincèrement aimer l'enseignement; mais il est désolant de voir combien souvent leur intérêt diminue à mesure que le charme de la nouveauté disparaît. Elles oublient que la nécessité d'instruire est toujours la même qu'au début où elles étaient prêtes à répondre à toutes les demandes dont sont constamment assaillies les cheftaines. Il est inévitable qu'elles deviennent relativement négligentes et indifférentes si elles ne se tiennent pas au courant de ce qu'exigent les progrès de l'enseignement. Si elles comprennent cette nécessité du progrès, elles sont en bonne voie, car en toutes choses le premier pas à faire est de reconnaître l'existence d'un besoin. Une fois que nos sentiments sont en jeu et que nous sommes sûres de pouvoir dans une certaine mesure être utiles, bien peu d'entre nous seraient disposées à se tenir à l'écart en disant : « cela ne me regarde pas. » Si la question d'honneur nous était posée, nous nous avouerions honteuses de ne pas faire de notre mieux pour soutenir une cause que nous reconnaissons bonne, uniquement parce qu'elle ne peut nous attirer des avantages personnels. Non pas que cet élément doive être tout à fait écarté, car le travail étant individuel, l'honneur, s'il y en a, doit être aussi individuel, mais ce motif ne doit pas inspirer le travail. Chaque cheftaine acceptera comme un devoir la lutte ardente pour le progrès de l'œuvre par d'inlassables efforts personnels. Des médecins, des chirurgiens distingués donnent leur temps précieux et consacrent aimablement, d'année en année, leur pensée et leur attention, à l'instruction de nouvelles séries d'élèves afin de leur inculquer les connaissances nécessaires à leur carrière.

C'est aux cheftaines qui ont bénéficié elles-mêmes de cet enseignement soigneux qu'il incombe de compléter à leur tour ces patients efforts et de tendre de toutes leurs forces au même but.

Quel est ce but? En premier lieu, de former pour notre hôpital un personnel hors ligne. Cela implique la nécessité d'avoir en réserve un nombre considérable de travailleuses habiles, prêtes à faire face aux changements nombreux, inévitables dans toute grande institution. Puis il faut que nous puissions suffire aux demandes toujours croissantes du public qui réclame des soins hospitaliers dans toutes les spécialités, et aux demandes des petits hôpitaux qui n'ont pas la facilité de dresser eux-mêmes les gardes-malades dont ils ont besoin. Nous sommes donc appelées à prendre notre part d'un travail que nous savons considérable, si nous songeons à toutes les branches qu'il embrasse. Je désire vivement que toutes les cheftaines du London Hospital se rendent compte que chacune d'elles peut, selon la manière dont elle comprend sa tâche, nuire à l'œuvre commune ou contribuer à ses progrès.

Une fois ce principe bien établi et compris, il reste à découvrir la meilleure méthode pour le mettre en pratique et s'assurer de ses bons résultats. D'après ce principe, aucune élève ne sera négligée et le but désiré sera atteint en causant le moins de difficultés possibles aux cheftaines. Il faut que les gardes-malades diplômées reflètent en quelque sorte l'enseignement de la cheftaine. Aucune autre branche de leur travail ne réclame autant d'unité et de bonne volonté dans l'action.

Il n'est pas facile de conserver toujours une égale bienveillance, de se mettre à la place de la nouvelle venue, et surtout de se rendre compte, jusqu'à un certain point, de ses premières impressions. Est-ce trop demander? Je ne le crois pas ; en tout cas, l'habitude à prendre d'accorder un accueil affectueux à la débutante ne doit jamais coûter un effort et doit être considéré comme indispensable. La nouvelle venue qui reçoit ce bienveillant accueil en sera reconnaissante, même si elle voit que pour la cheftaine ce n'est qu'une forme banale de politesse ; une personne timide appréciera cet acte, insignifiant même, bien au-dessus de sa valeur réelle.

On se représente aisément l'état d'esprit de la nouvelle élève à son entrée à l'hôpital. Elle a sans doute été aimablement reçue et a pris avec ses futures camarades la traditionnelle tasse de thé de bienvenue. On lui a laissé le temps de s'installer dans sa chambre et la voilà prête à être introduite dans la salle qui lui est assignée. Elle a revêtu pour la première fois son uniforme, ce qui lui donne une sensation de gaucherie et de malaise. On la conduit à travers un bâtiment dont les dimensions l'impressionnent et elle se demande avec une secrète angoisse comment elle parviendra à retrouver son chemin. Si, une fois arrivée dans la salle, la cheftaine, à laquelle elle est présentée la reçoit avec froideur et indifférence, le découragement qui s'emparera d'elle lui laissera une impression pénible, dont elle sourira peut-être plus tard, mais qu'elle n'oubliera pas, et qu'elle ne voudrait pas éprouver une seconde fois. Que la froideur de la cheftaine occupée avec les médecins ou absorbée par un cas grave, ne soit qu'apparente ou bien qu'elle soit le résultat de l'égoïste indifférence que l'on rencontre malheureusement quelquefois, l'effet produit sur ·l'élève sera le même. Si, au contraire, la cheftaine a l'habitude de souhaiter elle-même la bienvenue à toute nouvelle élève, ses gardes-malades diplômées comprendront l'importance qu'elle attache à un accueil sympathique et l'une d'elles s'avancera aussitôt pour recevoir l'étrangère en son nom.

La cheftaine ne peut pas toujours être libre au moment de l'arrivée d'une élève, mais ses remplaçantes doivent être assez imbues de ses idées pour qu'en son absence une débutante n'éprouve pas le sentiment misérable d'abandon, plus ou moins profond selon son tempérament, en voyant les regards d'une douzaine de malades fixés sur elle, avec cette curiosité qu'ils éprouvent toujours pour une nouvelle garde-malade.

Si les gardes-malades avaient un peu le sentiment de famille, elles trouveraient tout naturel d'accueillir aimablement celles qui viennent pour la première fois dans la salle, en l'absence de la cheftaine, comme les jeunes membres d'une famille agiraient en l'absence de leur chef. L'ordre et l'exemple de la cheftaine assureront cette indispensable politesse.

Autant que possible, il est préférable qu'une nouvelle élève entre dans la salle le soir ou vers le soir ; cela sera plus commode et plus agréable pour elle. À cette heure-là, la plus grande partie du travail est terminé et les actives travailleuses peuvent plus facilement trouver le temps de dire quelques bonnes paroles à la nouvelle venue. Les salles ont aussi un aspect plus attrayant qu'elles ne l'auront le lendemain matin à sept heures, quand commencera sérieusement pour la débutante son initiation à la partie prosaïque du travail hospitalier.

La nouvelle élève devrait être placée par la cheftaine, dès le premier soir et avant qu'elle quitte la salle, sous la direction spéciale d'une des gardes-malades diplômées, afin qu'elle ait le sentiment de pouvoir s'adresser sans hésiter à quelqu'un pour obtenir toutes les explications concernant la routine hospitalière. En tout cas, l'une des travailleuses régulières devrait la prendre sous sa garde et faire tout son possible pour diminuer l'impression d'abandon qu'elle éprouvera inévitablement, même dans les conditions les plus favorables à son entrée.

Il peut arriver par exemple que toutes les gardes-malades et élèves d'un groupe de salles aillent dîner à l'heure prescrite, sans songer que la nouvelle venue n'est pas au courant des habitudes de l'hôpital, et la laissent seule, tout embarrassée et ne sachant que faire. C'est là un de ces incidents qui dénotent un manque d'amabilité et un grand égoïsme, défaut dont devrait avoir honte toute femme qui a travaillé assez longtemps dans un hôpital pour s'y sentir chez elle. Je sais bien que les nouvelles élèves ne sont pas toutes sympathiques, ce qui les fera regarder avec méfiance même par celles qui sont à l'hôpital depuis plusieurs années. Cependant, ces considérations ne changent rien au principe fondamental; une certaine politesse, une certaine amabilité peuvent être exigées par chaque nouvelle venue, et elle est en droit d'attendre ces égards de celles qui sont appelées à être en contact journalier avec elle.

On peut être doublement utile à la nouvelle venue en la conduisant à la salle à manger et en la prévenant, en s'y rendant, qu'il est défendu de parler dans les corridors. On lui rendra aussi un vrai service en lui faisant, dès le premier jour, connaître la plupart des règles de la maison, au lieu de lui laisser en faire la découverte elle-même. En disant cela, je suppose que celles qui servent de guides sont disposées à donner le bon exemple sous ce rapport et sous d'autres, car mes indications ne s'adressent qu'à celles qui ont le vrai désir d'aider leurs camarades de tout leur pouvoir.

Le seul fait de se mettre à table avec une centaine de personnes et de se voir entourée par tant de visages inconnus est une épreuve peu agréable pour la nouvelle élève. L'embarras de cette situation disparaît bientôt, mais nous devons tenir compte de cette impression pénible pour toute personne entrant dans le corps hospitalier.

Il sera aimable de demander à la nouvelle élève si elle croit pouvoir reconnaître sa chambre et de lui promettre de venir la prendre le lendemain matin, en descendant pour le premier déjeuner, et de la conduire ensuite dans la salle à laquelle elle appartient, dont elle n'a peut-être pas retenu le nom, et dont elle ne saurait certainement pas retrouver le chemin toute seule.

Voilà quelques exemples des nombreux actes d'amabilité qui seront toujours acceptés et souvent reçus avec une gratitude bien plus profonde que ne le mérite le petit effort qui aura été fait pour vaincre la timidité de la débutante. Il y a des natures qui devinent promptement le caractère ou les sentiments d'une nouvelle venue et qui ont d'aimables attentions pour elle, mais ce sont des exceptions. Je tiens à ce que chaque cheftaine inculque à toutes ses subordonnées comme un devoir de montrer des attentions envers les étrangères.

Nous sommes en général assez prêtes à rendre service lorsque cela ne nous dérange pas et que nous nous apercevons que la moindre attention sera bien reçue, mais cela serait une erreur de croire que la majorité du corps hospitalier pense ainsi sans que son attention y soit attirée par la cheftaine. Ses observations rencontrent parfois l'objection bien connue, simple prétexte pour cacher un manque de politesse élémentaire dans la vie hospitalière : « Je n'aime pas traiter les nouvelles venues en amies avant de savoir à qui j'ai affaire. » Cette précaution est plausible et recommandable, surtout dans un milieu où les nuances de caractère sont nécessairement très variées et où souvent après un stage d'essai les débutantes sont éliminées n'étant pas trouvées aptes à la carrière hospitalière. Je ne blâme pas ces gardes-malades de ne pas vouloir se lier de suite intimement avec leur nouvelle camarade, mais je regrette qu'elles ne comprennent pas que le fait seul d'être engagées dans la même œuvre, sous le même toit, constitue une raison suffisante pour faire au moins connaissance. Les premiers pas doivent être faits par celles qui peuvent se considérer chez elles dans un grand établissement tel que le London Hospital. C'est surtout au commencement de son stage hospitalier, alors qu'elle se sentira dépaysée et isolée, que la débutante aura besoin de la sympathie de celles qui connaissent déjà la routine hospitalière et qui ne sont plus sous l'impression angoissante du « nouveau ». La cheftaine qui se rend bien compte de cette impression en fera peu à peu reconnaître l'importance à ses gardes-malades. Le sentiment de honte que l'on éprouve chaque fois qu'on se rend compte d'avoir manqué d'amabilité, aidera la cheftaine à établir cet usage de courtoisie. Elle aura remporté une véritable victoire lorsqu'elle aura réussi à faire comprendre à ses subordonnées qu'elles sont indignes de pareils sentiments et quand elle sera parvenue à les

détruire dans les salles confiées à sa direction.

Mais je ne veux pas dire que le devoir de la cheftaine envers sa nouvelle élève se borne à la confier
dès son arrivée à une de ses diplômées ; cela n'est
qu'un détail qui ne doit pas être négligé au début.
Laisser les élèves entièrement sous la direction des
subordonnées est une faute contre laquelle les
cheftaines doivent être mises en garde ; beaucoup
d'entre elles ne sont que trop disposées à la commettre et elles en subissent les conséquences fâcheuses. Mais s'il est vrai que les gardes-malades diplômées
sont capables d'enseigner bien des détails du service à la débutante, une bonne cheftaine ne doit
pas, en s'évitant de la peine, porter préjudice à son
œuvre en se désintéressant de la nouvelle élève.

Dans les grands hôpitaux, l'admission définitive de l'élève après le mois d'essai dépend en
grande partie du rapport que sa cheftaine fera sur
ses capacités et sur ses aptitudes à la carrière hospitalière. La responsabilité de la décision définitive
ne dépend pas, il est vrai, de la cheftaine, mais il
faut que la direction de l'hôpital, chargée de décider l'admission en dernier ressort, puisse s'appuyer
sur son opinion, c'est-à-dire sur celle de la personne, mieux que toute autre, à même de juger de
la valeur de la candidate. Elle doit être, à ce sujet,
très consciencieuse, afin de se rendre absolument
digne de la confiance qui lui est accordée. En ne
perdant pas de vue ce but, elle se rappellera qu'il

est de son devoir d'observer, autant que possible, toute nouvelle élève, afin de se rendre compte de ses capacités. Le point capital, sur lequel nous tenons à être renseignées par la cheftaine, n'est pas de connaître l'étendue du savoir de l'élève, ce qui est peu important au début de sa vie hospitalière, mais simplement si elle est capable et désireuse d'apprendre. La directrice de l'hôpital, par la nature de ses fonctions, qui ne la mettent pas en contact direct avec les élèves, ne peut obtenir des renseignements sur elles que par l'intermédiaire de la cheftaine. Celle-ci peut avoir une impression nette du caractère de telle candidate, mais cette impression ne sera confirmée que lorsque l'élève aura fait ses preuves. La cheftaine qui agit ainsi comprend la nécessité de communiquer aussi fidèlement que possible à la directrice les impressions qu'elle aura reçues. Il est souvent difficile d'arriver à une conclusion parfaite, mais on peut pourtant exiger de chaque cheftaine qu'elle apporte la plus soigneuse attention à l'observation des nouvelles venues. En les confiant entièrement à une garde-malade diplômée, elle ne saura que ce que celle-ci voudra bien lui dire et cela ne sera guère que de troisième main que l'appréciation sur la candidate parviendra à la directrice. Il est à désirer, bien entendu, que la garde-malade diplômée ait aussi son opinion sur l'élève et qu'elle l'exprime franchement à la cheftaine; il serait peu sage de la part de celle-ci de ne pas user de ce moyen pour s'éclairer davantage, mais il serait encore moins sage de ne pas en employer d'autres. J'ai souvent observé combien les cheftaines, soit par égoïsme, soit par négligence, ou simplement par suite d'une organisation défectueuse, sont disposées à adopter cette mauvaise méthode et se contentent de rapporter à leur directrice, avec une aveugle confiance en son exactitude, le jugement de leurs gardes-malades diplômées. On serait souvent porté à croire qu'en se déchargeant du devoir de se former une opinion personnelle, les cheftaines s'imaginent ne pas mériter les reproches que s'attire pourtant toute personne en essayant de se soustraire à la responsabilité de la fonction qu'elle remplit. J'ai aussi remarqué, ce qui est peut-être la conséquence naturelle de ce que nous venons de dire, que de telles cheftaines ne se rendent pas compte à quel point la garde-malade se laisse influencer par ce que l'élève semble savoir ou par les services qu'elle est capable de rendre, oubliant le véritable point important, c'est-à-dire les capacités de la dite élève pour *parvenir* à se rendre utile. Jugée d'une façon si peu équitable, une élève accoutumée au travail du ménage, par exemple, et toute prête à en décharger la garde-malade diplômée, sera désignée à la cheftaine comme « une candidate d'avenir », quoiqu'elle puisse être grossière, bruyante, inattentive et manquer de toutes les autres qualités hospitalières, tandis qu'une personne toute différente, mais qui n'est pas habituée au travail du ménage et qui se débat tristement avec les difficultés inattendues que ce travail comporte, est critiquée comme « n'étant bonne à rien ». C'est de cette manière que des injustices graves sinon intentionnelles peuvent se commettre.

Ceci est un des fâcheux résultats de la mauvaise habitude de déléguer aux diplômées l'autorité qui, de droit, appartient à la cheftaine. Qu'on laisse aux gardes-malades diplômées la part qui leur est due — et cette part est grande là où les salles sont vastes — qu'on leur laisse leur part de l'enseignement des élèves et l'initiation de découvrir les aptitudes de ces élèves ; mais que cheftaines et gardes-malades reconnaissent que l'instruction des élèves est surtout du domaine de la cheftaine.

De plus, si les gardes-malades diplômées comprenaient qu'en instruisant les élèves elles aident la cheftaine, à laquelle elles sont dévouées par reconnaissance du bienveillant intérêt qu'elle leur témoigne, elles y mettraient tout leur cœur et toute leur bonne volonté.

La cheftaine doit se préoccuper de la santé de ses subordonnées et surtout de ses élèves ; c'est un devoir qu'elle ne doit jamais perdre de vue. Si j'insiste sur la santé des élèves, c'est surtout parce que les autres subordonnées, ayant plus d'expérience, ont pris l'habitude de s'adresser à leur cheftaine lorsqu'elles se sentent fatiguées. Une cheftaine bonne et maternelle s'intéresse à la santé de toute sa « famille » et remarquera toujours si telle ou telle de ses subordonnées lui paraît surmenée et peut avoir besoin de conseils médicaux.

Les élèves attachent plus ou moins d'importance à leurs indispositions. Cela dépend de leur tempérament et de leur caractère. Quelques-unes se déclarent malades « pour un rien », tandis que d'autres persistent à nier, contre toute évidence, qu'elles sont souffrantes.

Il vaut mieux dire la vérité et agir selon le bon sens que de se complaire dans un héroïsme inutile, en restant debout, puisque ce soi-disant héroïsme n'aura pour résultat que la prolongation d'une indisposition qui, prise à temps, aurait été sans doute enrayée.

Cette question de santé — à part le cas de maladies graves — n'est pas aussi facile à résoudre qu'on le croirait à première vue. Beaucoup de travailleuses, pleines de bonne volonté, ont besoin de s'instruire sous ce rapport par leurs expériences personnelles. Certaines jeunes filles sont sujettes à de légères indispositions, par exemple, à des maux de tête qu'elle savent devoir passer promptement sans laisser de traces. Mais les gardes-malades peuvent avoir aussi des maladies plus sérieuses et si, se sentant réellement souffrantes, elles continuent à travailler, elles feront moins preuve d'abnégation que de folie sentimentale.

Une bonne santé est la qualité essentielle à la garde-malade. Si la cheftaine rappelait souvent

cette vérité à ses élèves, elles comprendraient
mieux le devoir de prendre soin de leur santé
dans l'intérêt même de l'œuvre qu'elles ont choisie.
Il faut peut-être plus de courage pour prendre l'air
régulièrement, afin de conserver sa bonne santé,
qu'il n'en faut pour rester à son poste quelques
heures de plus qu'il n'est nécessaire, avec un mauvais rhume ou un violent mal de gorge. Une élève
bien portante qui arrive de la campagne, où elle
était habituée à faire de grandes promenades par
tous les temps, manque de jugement en abandonnant cette habitude uniquement parce qu'elle est en
ville et qu'elle passe la plus grande partie de son
temps dans des salles remplies de malades.

Au London Hospital, nous n'admettons pas
d'élèves à l'instruction régulière avant vingt-cinq
ans. Est-ce trop exiger d'elles à cet âge que de
leur demander d'avoir la raison de se soigner, à
elles qui viennent vers nous pour apprendre à
soigner les autres? Il y a des gardes-malades qui se
souviennent d'avoir été dans des circonstances où
elles ont été contraintes parfois de se surmener,
mais cela ne doit pas arriver dans des hôpitaux
bien organisés et, en tout cas, ne doit pas concer-
ner les élèves.

Nous comprenons le désappointement d'une
élève zélée qui se trouve portée sur la liste des
malades. Son indisposition dérange le service de
ses compagnes, mais elles doivent toutes comprendre que nous avons autant d'intérêt à la santé

qu'au travail de cette compagne. On la soignera volontiers dans sa chambre tant qu'elle ne pourra pas soigner les autres dans la salle, et personne ne songera à l'accuser d'être malade pour le plaisir de se faire soigner.

C'est causer un chagrin à une cheftaine vraiment bonne que de ne pas avoir recours à elle quand on sait qu'elle ne demanderait pas mieux que d'être serviable. Peut-être ce cas ne se produirait-il jamais si tout le monde comprenait que cette sorte de « martyre » volontaire ne peut être admiré. Je suis toute disposée à croire que l'erreur de se surmener sans nécessité est commise avec la meilleure intention, mais l'expérience démontre qu'au fond cette dévotion au devoir et ce sacrifice de soi-même sont moins réels qu'apparents.

La cheftaine est responsable de la tenue soignée de tout son personnel, depuis elle-même jusqu'aux servantes de la salle. Les cheftaines seraient les premières à critiquer la tenue des gardes-malades dans un établissement qu'elles visiteraient ; il incombe donc à chacune d'elles de faire tout son possible pour obtenir un bon résultat sous ce rapport dans l'hôpital auquel elle appartient. Elle devra faire à ses subordonnées les recommandations nécessaires et leur prêcher d'exemple, deux procédés indispensables pour atteindre ce but.

Il faut veiller à ce que l'uniforme réglementaire soit correctement porté, à ce que bonnet, tablier et poignets soient d'une blancheur aussi immaculée que les circonstances le permettent. Les observations de la cheftaine à ses élèves auront d'autant plus de valeur si elle-même observe les règles qu'elle prêche, car il est difficile de blâmer chez les autres les défauts qu'on leur montre. Si elle ne se rend pas compte de son propre désordre, ses réprimandes resteront sans effet et donneront lieu à des réflexions peu flatteuses pour elle. L'uniforme a pour but précisément de donner une tenue seyante et de montrer en même temps qu'un habillement doit s'adapter aux circonstances pour lesquelles il est fait. Si les cheftaines portent des souliers à hauts talons et font du bruit avec des trousses d'instruments dont les chocs accompagnent tous leurs mouvements, elles ne pourront pas s'attendre à ce que leurs subordonnées se privent de fantaisies qui ne conviennent pas à des gardes-malades.

Beaucoup diront que ce sont là des bagatelles; j'admets que, comparées à des choses plus importantes, ce soient en effet des bagatelles, mais les choses importantes gagneront-elles à ce que l'on néglige les plus insignifiantes? J'incline à croire que l'importance de ces défauts, insignifiants par rapport au travail général, risquent plutôt d'être méconnus qu'exagérés. Ce qui paraît n'être que des futilités a souvent une valeur réelle en servant d'indication du caractère et aussi pour nous aider à nous former une opinion dans les cas assez nombreux où nous n'avons que des signes extérieurs pour nous guider.

La sollicitude et la surveillance de la cheftaine exercées sur toutes choses produisent habituellement l'effet désiré, et en général une observation sous forme de blâme ou de recommandation devra suffire pour obtenir des subordonnées une tenue propre et correcte. Les nouvelles élèves donneront naturellement un peu plus de peine que les autres ; premièrement, elles ignorent les règles de l'hôpital et ce qu'on attend d'elles pour leur tenue ; ensuite, manquant d'expérience à ce sujet, elles ne sont pas toujours disposées à accepter des observations. Tout dépend de la façon dont on s'y prendra pour faire comprendre à une nouvelle élève qu'elle doit abandonner une habitude qui lui est chère, laisser de côté un objet de parure favori ou adopter quelque nouvelle disposition ou quelque nouvel objet conforme aux règles de l'établissement ; selon le tact qu'on apportera, on calmera ou irritera des sentiments peut-être froissés. Les cheftaines doivent s'efforcer de suggérer ces nuances-là aussi aimablement que possible. Dans la plupart des cas, on accédera volontiers aux désirs des élèves ; mais dans d'autres, plus rares il faut l'espérer, où les ordres de la cheftaine seront discutés ou exécutés non sans résistance, il faudra savoir se faire obéir.

En insistant pour que l'élève se conforme aux règles relatives à l'uniforme, vous obtenez bien plus que la bonne apparence de son extérieur. La manière dont elle acceptera le petit sacrifice qu'on lui demande, que ce soit avec empressement ou avec

répugnance, sera de suite une indication de caractère pour la cheftaine expérimentée. Les élèves qui
ne peuvent faire l'abandon de leurs petites vanités
ou ne veulent pas se soumettre gracieusement aux
petits détails, donnent bien vite l'impression
qu'elles se sont méprises sur leur vocation, et il
faudra parvenir à leur faire comprendre qu'elles
ont embrassé à la légère une carrière où l'abnégation est une des qualités essentielles. Il y a des
cheftaines qui permettent à leurs élèves d'oublier
qu'elles sont obligées de se conformer aux opinions
de leurs supérieures en ce qui concerne leur toi-
lette, et cela non par approbation de leur conduite,
mais plutôt par faiblesse et pour ne pas les avoir
reprises à la première occasion. Elles manquent à
leur devoir en attendant que d'autres se plaignent
d'un état de choses qu'elles devraient remédier...
Nous observons encore plus de faiblesse chez la
cheftaine qui, lorsqu'on lui demande pourquoi
telles ou telles choses ont été tolérées, répond
qu'elle en a bien parlé à l'élève en question, mais
que celle-ci « n'en a pas tenu compte ». La cheftaine
qui ferait une pareille réponse prouverait son
manque d'autorité et se ferait promptement considérer comme incapable de remplir le poste qu'elle
occupe.

La cheftaine doit à la première occasion initier
aimablement l'élève aux règles relatives au costume aussi bien qu'à toutes les autres, et cela non
pas sous forme de réprimande, comme si elle blâ-

mait son ignorance d'une chose qu'elle ne peut savoir, mais à titre de renseignement en ayant simplement l'air de répondre au désir légitime qu'a l'élève de connaître la routine pour pouvoir s'y conformer. Je crois pouvoir affirmer que la plupart des élèves apprécieront cette ligne de conduite; mais si les observations de la cheftaine ne sont pas bien accueillies ou s'il n'en est pas tenu compte, elle doit saisir la prochaine occasion pour en reparler à l'élève récalcitrante et l'informer qu'en cas de récidive, elle se verrait obligée de considérer sa négligence comme un cas de désobéissance dont elle ferait l'objet d'un rapport.

Bien des cheftaines hésitent à aller aussi loin de peur de passer pour une rapporteuse, réputation peu agréable, et qui ne provient pas toujours de trop de fermeté. La cheftaine doit savoir que, si elle néglige de faire un rapport sur une faute évidente et que quelqu'un d'autre la relève à sa place, son autorité vis-à-vis de ses subordonnées sera singulièrement amoindrie. Elle se montre ainsi incompétente, la faute de son élève reste impunie et finalement, quand elle se voit forcée de lui en parler, sa dignité en souffre bien plus que si elle était intervenue immédiatement.

Dans la salle où la cheftaine applique le système recommandé plus haut, les rapporteuses n'existeront pas. Je ne veux pas dire que ce résultat s'obtienne de suite, mais il ne se fera pas attendre longtemps, si la cheftaine a assez de persévérance et de prévoyance pour agir d'une manière loyale et aimable. Les paroles de la cheftaine auront dix fois plus de valeur pour ses subordonnées, si elles reconnaissent que leur supérieure met ses paroles en pratique. Son autorité grandira si, en faisant des observations, elle a la conviction que celles qui l'écoutent tiendront immédiatement compte de ce qu'elle a commandé. La plupart des élèves qui aiment créer des difficultés et à discuter, préféreront céder de bonne grâce, comprenant l'inutilité de leur résistance; celles qui seront disposées à prolonger leur insubordination, devront en être empêchées. Il est nécessaire, dans l'intérêt de tous, que la cheftaine ne permette pas que son autorité soit bravée et elle ne doit pas reculer devant l'ennui d'un rapport à la direction si elle le juge nécessaire.

J'ai souvent pensé, en voyant des cheftaines trop indulgentes pour prendre immédiatement ce parti, et pourtant obligées d'en arriver là, que si elles avaient adopté le système d'obéissance que je viens d'indiquer, elles auraient pu s'épargner bien des désagréments. Si elles étaient plus conséquentes dans la façon de traiter leurs subordonnées, ces dernières comprendraient que l'obéissance à la cheftaine est une chose essentielle et que les suites de la désobéissance sont inévitablement très fâcheuses. En adoptant mon principe, la cheftaine fait preuve de bienveillance envers celles qui travaillent sous son autorité et elle obtient en même temps les meilleurs résultats de discipline dans ses salles.

Dès le début la cheftaine doit commencer par donner à ses élèves des indications au sujet des usages hospitaliers que l'expérience a démontré être nécessaires. Toute tendance à la frivolité doit être rigoureusement réprimée comme ne s'accordant pas avec le milieu où se trouve la garde-malade et comme étant indigne d'une personne qui porte l'uniforme d'un hôpital.

D'autre part, la gaîté, la bonne humeur et la courtoisie devront être encouragées avec soin. La cheftaine ne se fâchera jamais si elle rencontre une ignorance excusable, mais elle se souviendra qu'il est de son devoir de faire cesser cette ignorance aussi rapidement que possible. Si, en même temps, elle arrive à inspirer cet *esprit de corps* qui peut être un moyen d'encouragement, elle aura réalisé un grand progrès. La loyauté est en quelque sorte contagieuse; si la cheftaine est elle-même sous l'influence de tels sentiments, ses élèves arriveront promptement à les adopter à leur tour. Il faut que l'obéissance soit rigoureusement exigée des membres d'une grande communauté de travailleurs; plus le mobile de cette communauté sera élevé, moins lourd paraîtra le poids de la soumission à la règle.

La cheftaine aura à cœur d'être le plus possible en contact avec ses élèves et de faire tout ce qui est en son pouvoir pour établir des rapports aimables entre elles.

Plus d'une excellente garde-malade ou cheftaine

vous dira que si elle n'a pas abandonné sa profession dès le début, c'est grâce à l'amabilité et aux encouragements de sa cheftaine, dont elle parle avec la plus vive reconnaissance. Si le but de notre vie est de secourir nos semblables, il serait grand dommage qu'un seul des nombreux moyens par lesquels une cheftaine peut aider ses compagnes à l'atteindre fût laissé de côté, uniquement parce qu'elle-même ne se rend pas compte de l'importance de sa mission.

Il y a des cheftaines qui, au lieu d'avoir cette compréhension des inévitables difficultés d'une commençante, agissent comme si leur désir était de les dégoûter du travail dans lequel elles voudraient exceller. Nous voulons bien croire qu'elles n'agissent pas ainsi par mauvaise intention, mais nous constatons que l'effet produit sur la malheureuse élève est le même.

Quelques-unes des meilleures élèves — devons-nous avouer que leur nombre n'est pas grand? — entrent dans la salle avec l'idée que leur cheftaine doit être une femme qui leur inspirera le plus profond respect, sinon une grande admiration et une sincère affection, au moins une femme qu'elles rêvent humblement d'égaler dans un avenir lointain, quand on leur aura enseigné toutes les choses qu'elles ont besoin d'apprendre, lorsqu'elles auront travaillé de toutes leurs forces, comme elles se le proposent, pour mériter un jour le titre de garde-malade instruite.

Si une élève aussi bien disposée tombe en de bonnes mains, ses progrès sont certains. Mais que dire de la cheftaine qui empêche toute personne bien douée de se croire intelligente après un ou deux jours de travail passés sous ses ordres? Elle encourt, sans s'en douter, une bien grave responsabilité.

Au début, et c'est là une chose dont il faut tenir compte, la fatigue physique, résultat du travail inaccoutumé, prédisposera la nouvelle élève à voir tout en noir. Elle souffrira parfois des pieds au point de ne pouvoir presque plus marcher : cette souffrance ne prédispose pas à la gaîté; quoique cela puisse être un accident passager, il n'en est pas moins réel pendant qu'il dure. Nous oublions aussi trop facilement qu'à première vue le côté prosaïque de la vie d'hôpital n'est pas de nature à enchanter.

Il est inutile de rendre cette vie encore plus sombre. Il ne faut pas abattre l'enthousiasme de la nouvelle venue, dont nous parlions plus haut. Cet enthousiasme subira, dès l'entrée à l'hôpital, une épreuve sérieuse; mais, s'il en triomphe, cela sera pour le plus grand avantage de l'élève. Une garde-malade qui tient à ce que sa salle soit parfaitement tenue ne redoutera pas de la balayer parfois elle-même et éprouvera une certaine satisfaction à faire ce travail rapidement et habilement; par contre, une élève se réjouira de faire pendant une demi-journée, si le cas se présente, le travail d'une garde-malade diplômée.

Mais je ne suis ni surprise ni désappointée de ce qu'une nouvelle élève ne soit pas transportée d'enthousiasme à la vue d'un balai et ne sente pas son cœur rempli de joie devant la perspective d'apprendre à le manier convenablement.

Je n'ai aucune sympathie pour l'élève qui refuse de faire ce qu'on lui demande ou que rebutent certains travaux pénibles ou grossiers qu'elle s'imagine être au-dessous d'elle ou rabaisser sa dignité; mais je comprends fort bien la répugnance que lui inspire tout d'abord certains devoirs peu attrayants, et je reconnais qu'elle a des difficultés à surmonter avant de s'y habituer. Sans doute, toutes les connaissances qu'elle acquiert lui deviendront, dans la suite, beaucoup plus utiles qu'elle ne le pense, mais elle ne les comprendra que plus tard et cette pensée ne la console pas au début de sa carrière. Les anciennes élèves, qui ont déjà de l'expérience, devraient essayer de se mettre à la place de leurs nouvelles compagnes, d'envisager les difficultés qu'elles rencontrent en se plaçant à leur point de vue de commençantes et les guider en essayant de rendre ce point de vue plus élevé.

La garde-malade diplômée, en faisant la partie la plus pénible de son travail, est dédommagée par l'intérêt qu'offrent les devoirs strictement hospitaliers, par l'affection que lui témoignent ses malades, sans parler de l'honneur qui lui revient justement pour la tenue parfaite de la salle et de tout ce qui s'y trouve; tandis que la nouvelle élève n'a aucune de ces compensations, et, pour elle, le travail journalier semblera souvent une corvée. Je n'ai pas le moindre désir d'empêcher les nouvelles élèves de prendre de suite leur part du travail journalier, mais je voudrais que cette part fût raisonnablement limitée et je ferai remarquer à la cheftaine que cela dépend de la manière dont elle y veillera.

Quelques cheftaines ont adopté et permis une façon relativement dure de traiter les nouvelles élèves. Je veux bien croire qu'en agissant ainsi elles ne font qu'obéir à une conviction sincère, mais, à mon avis, cette conviction est entièrement fausse et je ne puis croire que ce soit là la meilleure manière d'agir. J'ai étudié cette question longuement et soigneusement et je n'ai jamais vu que par ce système on ait obtenu de bons résultats; par contre, j'en ai constaté beaucoup de mauvais. J'ai rencontré des cheftaines qui me soutenaient que la méthode de traiter durement les élèves donnait les meilleurs résultats, et qui prétendaient me fournir la preuve de ce qu'elles avançaient, en me disant qu'elles avaient été soumises elles-mêmes à un traitement analogue. Eh bien! il est curieux de le remarquer, c'est chez les cheftaines qui parlaient ainsi que j'ai pu constater l'effet pernicieux de cette méthode, ce sont elles qui ont beaucoup contribué à fortifier mes convictions sur ce point, en me montrant dans leur vie journalière ce que je ne voudrais pas que fussent ou que devinssent les élèves et les cheftaines futures. Un traitement systématiquement

dur ne peut provenir de bons sentiments, et j'aimerais bannir des salles d'hôpital tout ce qui est
d'origine indigne. Le dicton : « la femme est dure
pour la femme, » est une vérité peu réjouissante à
constater, surtout dans un milieu où la rudesse et
l'égoïsme, sous toutes ses formes, sont particulièrement déplacés.

Quant à l'enseignement des élèves, la cheftaine
sera bien mieux secondée par ses gardes-malades
diplômées, si elle leur fait comprendre quelle importance elle y attache. En leur demandant souvent si
telle ou telle élève fait des progrès, si telle autre est
adroite, elle leur fera aisément comprendre que cet
enseignement fait partie de leur tâche.

Au bout d'un mois de stage hospitalier, une élève
doit connaître les premières notions du *soignage*
réclamés par les différents cas de la salle. Elle
devrait, dans une salle de médecine, savoir prendre
une température, faire et appliquer cataplasmes et
fomentations, faire le lit d'un malade qui ne peut
bouger; elle devrait être au courant de quelques
méthodes adoptées pour prévenir les escarres, la
lecture des échelles des divers récipients gradués
en usage dans le service et d'autres détails de ce
genre. Les occasions d'apprendre des choses aussi
simples ne manquent pas. Il faudra un peu plus de
temps et plus de connaissances pour arriver à distinguer et à comprendre les soins particuliers des
différents cas et pour arriver à s'intéresser à leurs
traitements. Aucune cheftaine ne devrait être assez

indifférente pour laisser une élève quitter son service au bout d'un mois sans qu'elle ait appris les détails de la routine ordinaire que je viens de mentionner.

De même, toute élève envoyée dans une salle de chirurgie doit apprendre en peu de temps les noms des instruments ordinaires et leur usage, les éléments des bandages, la préparation des pansements courants, leurs noms et leurs applications dans les différents cas, etc., etc. On ne saurait croire combien de temps les élèves restent parfois, dans les salles d'un hôpital, dans une ignorance complète de ce qui devrait leur être familier au bout de peu de jours. Cela peut évidemment provenir d'un manque d'intelligence chez l'élève, mais le plus souvent, c'est la suite inévitable du manque de méthode ou de l'absence totale d'efforts de la part de la cheftaine pour instruire ses subordonnées. Si, au bout de quatre ou cinq semaines, une élève, même étrangère, quitte son service sans avoir appris les détails élémentaires du *soignage* chirurgical, la cheftaine chargée de la surveillance des salles de chirurgie en est certainement responsable et doit se reconnaître coupable.

La cheftaine ne doit pas se contenter de *croire* que l'élève a acquis ces connaissances essentielles ; il faut qu'elle s'en assure d'une manière positive. Il y a des choses qui ne peuvent être acquises que par l'expérience, mais des connaissances comme celles auxquelles je fais allusion peuvent toujours être

enseignées, à celle qui veut bien apprendre, en
dehors du soignage pratique des malades. Un
instant d'entretien de la cheftaine avec la garde-
malade diplômée sur ce qu'une élève a appris au
cours de son stage dans la salle, servira d'encouragement à la garde-malade et d'indication utile à la
cheftaine.

En général, les élèves sont désireuses d'apprendre
et reconnaissantes de ce qu'on leur enseigne, deux
points éminemment favorables aux instructeurs.

Les cheftaines et les gardes-malades diplômées
oublient très facilement combien les noms des instruments et tous les autres termes techniques
d'usage courant dans un hôpital paraissent étranges
et incompréhensibles à une nouvelle venue. C'est
ainsi qu'elles envoient souvent une nouvelle élève
demander en toute hâte des objets dont elle
ne connaît ni le nom ni l'aspect, peut-être même
pas l'usage. Elle arrive tout effarée à l'endroit
indiqué et le plus souvent elle sera obligée de
revenir les mains vides en expliquant qu'elle
n'a pas su se faire comprendre. Si le médecin
attend les objets réclamés, l'embarras est général,
la cheftaine est irritée du retard et de la confusion
momentanée, l'élève est vexée et mal à l'aise de
paraître maladroite et stupide. Peut-on vraiment
rendre cette pauvre élève responsable de l'incident?
L'ignorance et l'impossibilité de comprendre des
instructions incomplètes peuvent faire passer une
élève pour bien mal douée sans qu'elle manque

réellement d'intelligence... Un peu de réflexion de
la part de celles qui donnent les ordres épargnerait
à l'élève une pénible expérience et aux autres un
retard parfaitement évitable. Les gardes-malades
diplômées consacreraient plus de temps et de peine
à l'instruction des élèves, si elles se rendaient
compte qu'en attendant que ces dernières aient
appris les noms et places des objets en usage, elles-
mêmes seront forcées de faire toutes les commissions. On ne devrait pas envoyer des élèves chercher ce qu'elles ne connaissent pas, dans des
endroits qu'elles ignorent, si l'on a un pressant
besoin de cet objet. Si, au contraire, il ne s'agit pas
d'une chose pressée, les élèves pourront se renseigner en accompagnant une camarade plus au courant qu'elles-mêmes ou bien aller seules à la recherche de l'objet, quitte à y revenir une seconde fois
si leur première exploration n'a pas réussi. Mais
tout en pensant qu'un ton poli envers les élèves
est désirable à tous les points de vue, je ne veux
nullement les gâter, ce que certaines cheftaines ont
peut-être redouté jusqu'ici. Loin de moi la pensée
de vouloir faire perdre aux élèves la moitié du
bénéfice de leur dressage en préconisant un relâchement de la discipline! J'ai souvent observé avec
étonnement que les cheftaines les moins aimables
envers leurs élèves sont aussi les moins difficiles
pour beaucoup de choses essentielles et qu'elles
permettent des irrégularités de service que des
cheftaines plus aimables ne songeraient jamais à

laisser passer. Sans doute, cela provient de ce que
cette dernière catégorie de cheftaines est moins
indifférente au véritable bien et au progrès des
élèves.

Les cheftaines qui ont appris à reconnaître la
valeur de l'exactitude sont surprises de l'indifférence
pour la ponctualité minutieuse et pour l'obéissance
aux supérieures que l'on rencontre souvent chez
les nouvelles élèves. Si la cheftaine est bien pénétrée de l'importance d'enseigner l'obéissance absolue
aux règles établies, ses idées se reflèteront bientôt
dans les esprits de leurs élèves et produiront l'effet
voulu.

La cheftaine devrait toujours s'informer auprès
d'une nouvelle élève si elle a lu les règlements, si
elle les comprend ou si elle désire l'explication de
l'un ou de l'autre article. Cette simple question, en
montrant à l'élève l'importance attachée aux règlements, l'amènerait probablement à les relire à la
première occasion. De plus, si la cheftaine insistait
pour que l'élève se donnât la peine de relire les
règlements chaque fois qu'elle est prise en faute,
les quelques règles établies lui deviendraient plus
familières et la nécessité de les suivre volontairement se graverait davantage dans son esprit, ce qui
doit être le véritable but à atteindre. Si la cheftaine est convaincue que ce procédé constitue un
de ses principaux devoirs, l'ordre et la discipline
en bénéficieront et les élèves échapperont aux
ennuis plus graves qui les attendent; si l'igno-

rance et le mépris des règlements leur devenaient habituels, ils finiraient par provoquer leur renvoi de l'école, indispensable au maintien de la discipline générale. Pour nous résumer, disons que les cheftaines doivent s'efforcer d'exercer une influence bienfaisante sur leurs élèves dans *toutes* les parties de leur vie hospitalière. Quelques-unes se montreront indignes de la peine qu'on aura prise pour elles; c'est décourageant, mais la cheftaine doit néanmoins faire de son mieux pour toutes les élèves. Il est certain qu'elle trouvera de grandes compensations dans la satisfaction du devoir accompli et la profonde gratitude de beaucoup de ses subordonnées. Ses efforts désintéressés pour faire profiter les autres de ses connaissances et de son expérience donneront des résultats immédiats qui l'encourageront à persévérer, et d'autres résultats qu'elle ignorera peut-être toujours, mais qui n'en auront pas moins de valeur pour celles qui en bénéficieront.

Je conseille à toute cheftaine de faire appel chez les élèves aux sentiments les plus nobles dont elle les suppose capables, afin de faire ressortir le meilleur côté de leur nature. Nous n'aimons pas que d'autres envisagent notre travail journalier avec moins de considération que nous ne lui en accordons nous-mêmes. N'essayez jamais d'éteindre l'enthousiasme pour un travail qui sera beau s'il est envisagé avec l'amour et l'abnégation qu'il suscite chez celles qui s'y sont vouées. Tâchez plutôt d'augmenter cet enthousiasme en lui donnant une forme pratique et en prouvant par votre exemple qu'une période courte ou prolongée de travail hospitalier ne peut ni émousser la sympathie de la femme ni lui enlever ce charme qui est l'apanage de son sexe. Il ne peut, au contraire, que développer les qualités que la nature lui a accordées et qui ont droit à l'hommage et à l'admiration de tous.

Les gens qui ignorent le travail d'hôpital s'en font souvent des idées singulièrement romanesques; mais nous qui le connaissons à fond, qui passons notre existence au milieu des réalités sérieuses de la vie, de la souffrance et de la mort, nous ne saurions être accusées de nous faire des idées trop exagérées de ce travail pratique, prosaïque et, comme quelques-uns diront peut-être, révoltant dans certains détails, qui dans une grande mesure constitue la carrière hospitalière et qui est le nôtre tous les jours. N'essayons pas d'empêcher les autres de l'envisager de la façon la plus noble. Au lieu de nous laisser repousser par des idées que l'on peut taxer de trop enthousiastes, allons plutôt vers elles. Nous verrons alors mieux la vallée si nous sommes nous-mêmes sur les hauteurs. A toute cheftaine vers laquelle se lèvent les yeux de celles qui demandent à être guidées, je voudrais dire :

« Sois noble, et la noblesse qui repose, endormie mais vivante, dans le cœur des hommes, se lèvera majestueusement pour venir à la rencontre de la tienne. »

CHAPITRE V

Instruction théorique des élèves.

Qu'elles soient grandes ou petites, les écoles de gardes-malades ont leurs avantages et leurs désavantages respectifs. Nous devons accepter leurs imperfections tout en nous efforçant de les réduire au minimum.

Notre grande école de gardes-malades offre de nombreuses occasions d'acquérir une expérience pratique, variée et étendue; elle a aussi d'autres mérites indéniables qu'il est inutile d'énumérer ici. Mais, dans un grand hôpital comme le nôtre, la dimension des salles oblige chaque garde-malade diplômée à se charger de cinquante à soixante lits, ce qui est un fait regrettable à cause des difficultés qu'il présente.

Une cheftaine chargée de quatre salles dont chacune contient une soixantaine de malades soignés par différents médecins ou chirurgiens (selon qu'il s'agit d'une salle de médecine ou de chirurgie) ne

peut être considérée comme garde-malade en chef
dans l'acception ordinaire de ce mot. Et cependant
elle est garde-malade en chef et entièrement responsable du *soignage* de chacun de ses patients.
Mais, vu le nombre de lits et de subordonnées à
surveiller, une grande partie de sa tâche quotidienne doit surtout consister à s'assurer de l'exécution ponctuelle du traitement ordonné plutôt que
de servir elle-même les malades. Cela ne veut pas
dire que la cheftaine ne donnera jamais de soins
elle-même. Elle doit, au contraire, s'efforcer d'être
la meilleure garde-malade de ses salles, mais sa
tâche principale étant la surveillance générale, elle
n'a le temps que de prendre une faible part *active*
dans l'exécution de ce qui est ordonné par les
docteurs.

Dans des salles plus petites (celles de trente lits),
les cheftaines sont à même de s'occuper davantage
du *soignage* pratique, ce qui répond mieux à l'idée
qu'on se fait généralement d'une garde-malade en
chef. Cet arrangement est certainement préférable,
mais il n'est pas toujours possible.

Le seul avantage qui puisse être cité en faveur du
« groupe de salles », c'est que la direction de plusieurs services est, sous bien des rapports, une
excellente préparation aux devoirs qui incombent
aux directrices des petits hôpitaux. Dans bien des
pays, beaucoup d'établissements ne contiennent pas
plus de soixante lits, mais la même organisation
utile peut être appliquée à des hôpitaux en confe-

nant le double ou le triple. En sorte que l'expérience qui aura été acquise en qualité de « cheftaine » dans un grand hôpital rendra de précieux services à celles qui se destinent à être plus tard directrices de petits hôpitaux.

Cette variété de dimensions dans nos salles entraîne, sous certains rapports, des différences dans les devoirs assignés aux cheftaines; cela permet à celles qui sont chargées de salles relativement petites de prendre une grande part à l'instruction théorique de leurs élèves, tandis que les cheftaines qui ont la direction de vastes salles auront mieux l'occasion d'enseigner la pratique tout en accomplissant leurs devoirs de directrice de salle et de *soignage*.

Lorsqu'une élève est assez avancée pour qu'on puisse lui confier une tâche spéciale, c'est-à-dire qu'on la charge d'un cas grave, naturellement sous la surveillance de la garde-malade diplômée et de la cheftaine, il faut avoir grand soin de lui enseigner comment elle doit rédiger son rapport, clair, net, complet, et pourtant bref, sur le traitement ordonné dans ce cas particulier. Une cheftaine capable jugera vite, dans cette occasion, si l'élève a profité d'une surveillance active, a appris rapidement à observer les faits, à les constater et à les relater brièvement et méthodiquement. Il faut qu'elle enseigne à son élève le meilleur et le plus simple système de transcrire les ordonnances du médecin, d'indiquer les remèdes déjà administrés et les heures exactes où ils devront l'être encore. Tous les détails concernant la nourriture, les stimulants ou médicaments doivent être mentionnés assez clairement pour qu'on puisse, sans le moindre retard, donner au docteur le renseignement qu'il réclame et permettre à une garde-malade, nouvelle dans ce service, de se mettre au courant sans difficulté.

Il faut exiger, autant que possible, de l'élève qu'elle inscrive « ses cas » sur son carnet, afin de pouvoir y mettre soigneusement ses observations et s'en servir plus tard, quand elle aura compris l'utilité des notes ainsi prises.

La cheftaine, en constatant les progrès que fait l'élève dans cette rédaction, jugera de l'avancement de son dressage et jusqu'à quel point elle aura su profiter des occasions de s'instruire qui s'offraient à elle. La rédaction de ces notes peut être enseignée indifféremment par la cheftaine, quand elle fait les cours, par la garde-malade diplômée de la salle ou par la veilleuse; mais les détails particuliers à chaque cas ne pourront être donnés que par la personne chargée du malade en question. Il y a des cheftaines admirables par la manière dont elles savent communiquer leurs connaissances, par l'habileté avec laquelle elles éveillent et dirigent la faculté d'observation dont toute élève intelligente est douée, et engagent celle qui est dépourvue de cette faculté à faire les plus grands efforts pour l'acquérir. Toutes les cheftaines ne peuvent être également douées comme professeur, mais toutes doivent s'appliquer à le devenir.

Dans les petites écoles, il est relativement facile à la directrice de prendre une part active au dressage individuel des élèves, mais si elle se trouve à la tête d'un grand établissement, elle ne peut que leur donner une instruction théorique collective et arranger de son mieux les cours spéciaux faits par la cheftaine. Il est à souhaiter que ces dernières se rendent compte de la nature et de l'importance de cette tâche et n'épargnent aucune peine pour la remplir dignement.

Quelles sont les qualités nécessaires au succès des cheftaines chargées de cours?

Permettez-moi de citer à ce sujet l'heureuse définition d'un auteur :

1° Elles doivent savoir à fond ce qu'elles veulent enseigner.

2° Elles doivent prendre à cœur d'enseigner ce qu'elles savent.

3° Elles doivent avoir, pour les esprits qu'elles ont à former, un intérêt bienveillant et toujours en éveil.

4° En enseignant, elles doivent penser d'abord à leurs élèves, ensuite au sujet à traiter et ne jamais chercher à faire parade de leur propre intelligence.

Si les cheftaines qui ont la responsabilité de l'enseignement ne perdaient jamais de vue ces quatre points essentiels si nettement définis, il serait superflu d'insister sur le grand avantage qu'en retireraient toutes les intéressées. Si les cheftaines chargées de cours ne sont pas capables de suffire aux exigences contenues dans ces quatre règles, elles ne doivent pas se contenter d'un à peu près, mais chercher à posséder ces qualités, qui assurent le succès.

Au London Hospital, il y a rarement plus de six élèves dans une classe. Cette limite a été adoptée pour conserver à l'instruction un caractère tout à fait individuel. De cette façon, au bout de peu de temps, une cheftaine intelligente pourra avoir une idée exacte des capacités et du caractère de chacune de ses élèves, tout en ne les instruisant qu'une heure par semaine. Le vif intérêt qu'elle porte à leurs progrès l'aidera à combler les lacunes qu'elle découvrira.

La cheftaine enseignante doit connaître à fond le programme des cours soigneusement tracé et, durant chaque leçon, empêcher qu'on ne s'en écarte, pour s'entretenir de sujets qui paraissent peut-être plus intéressants, mais qui anticiperaient sur les cours futurs; elle fera mieux, si le temps le permet, de repasser ce qui a déjà été enseigné. Chaque examen prouve l'avantage de ce système. La direction d'une cheftaine expérimentée peut seule rendre une élève capable de concentrer toute son attention sur les connaissances indispensables au succès de son travail. Sans cela une élève, même appliquée, gaspillera son temps et ses forces dans des études sans suite, qui, au lieu de l'aider à atteindre son

but, mettront de la confusion dans son esprit, et
ces fragments de connaissances incomplètes l'éga-
reront au lieu de lui être utiles.

La cheftaine enseignante doit demander à ses
élèves de rédiger leurs cours d'après les notes prises
à la leçon. Elle pourrait même parfois leur faire
faire une composition écrite pour laquelle elles
seraient autorisées à s'aider de livres. De cette manière, elle leur inculquerait certaines connaissances
en dehors du cours en exigeant que les compositions
remises soient arrangées comme on les demande à
l'examen. Cela permet aux élèves de se familiariser
avec certains détails, tels que ceux-ci : n'écrire que
sur le recto de la feuille, laisser une marge, indiquer le numéro de la question au lieu de perdre
son temps à la recopier tout entière, etc., etc. Ces
détails sont presque trop insignifiants pour être
mentionnés; ils ont cependant leur importance
quand arrive le jour de l'examen. Si ces détails
paraissent négligeables à la plupart de nos gardes-
malades dont la culture générale a été très soignée,
ils ne le sont pas pour celles qui ont reçu une éducation moins étendue et qui peuvent cependant
arriver à acquérir les connaissances nécessaires à
une garde-malade.

La cheftaine chargée de cours devrait insister
pour que tous les termes techniques dont l'ortho-
graphe est mauvaise soient recopiés plusieurs fois
à la fin du cahier, afin de prévenir une seconde
erreur.

Elle devrait conseiller à chaque élève de se munir d'un petit carnet de poche et l'encourager à y noter toute question qu'elle pourra se poser au cours de ses études, en laissant la page suivante en blanc pour y inscrire ensuite les réponses. Ces réponses pourraient être, selon les circonstances, demandées à la cheftaine de la salle ou à celle des cours. Ce carnet, tenu soigneusement quoiqu'en hâte pendant toute la durée des études de l'élève, ne manquera pas d'être intéressant et instructif pour elle. Un coup d'œil jeté bien des années plus tard sur ces pages pourra réveiller sa compassion pour les commençantes et raviver des souvenirs utiles.

Les élèves devraient aussi être encouragées à inscrire les mots techniques et les termes médicaux qu'elles rencontrent au cours de leur travail pour en chercher ensuite le sens exact. L'élève a beaucoup plus de chance de se les rappeler et de bien les écrire si elle les note la première fois qu'elle les entend. Et puisqu'elle a toujours son carnet dans sa poche, elle pourra à ses moments perdus renouveler connaissance avec les termes qui lui paraissaient d'abord bizarres et qui finissent par lui devenir familiers.

Ces moyens si simples d'acquérir rapidement des connaissances ne serviront pas à grand'chose si l'élève n'est pas tenue de les employer *dès le début.* Bien que toutes les cheftaines aient leur part de responsabilité dans l'instruction des futures gardes-malades, celle qui est chargée des cours a sans doute le plus d'occasions de voir si chacune de ses élèves est placée dans de bonnes conditions pour obtenir le succès. En général, les cheftaines qui font les cours trouvent leurs élèves désireuses d'apprendre, mais il y a des exceptions.

Aujourd'hui, les jeunes filles entreprennent le travail hospitalier pour des raisons si variées, qu'il n'est pas étonnant que le résultat donne lieu parfois au désappointement. Les unes désirent obtenir rapidement un diplôme et cherchent à n'apprendre que le strict nécessaire. D'autres sont indifférentes et négligentes par paresse et surtout parce que, avant d'entrer à l'hôpital, elles n'avaient pas l'habitude de se dévouer de tout cœur à une tâche quelconque. D'autres encore sont expéditives et superficielles, satisfaites d'un savoir de parade et ne veulent pas prendre la peine de rien approfondir. Nous en trouverons aussi de lentes, mais non pas dépourvues d'intelligence, auxquelles on est obligé de répéter les mêmes explications, mais qui nous dédommagent de toute cette peine par là manière dont elles retiennent ce qu'elles ont bien compris. Nous rencontrerons aussi la présomption aveugle des élèves qui répondent aux exhortations patientes de la cheftaine en l'assurant « qu'elles comprennent tout, mais qu'elles ne peuvent pas expliquer ». Si la cheftaine leur fait de justes remontrances au sujet d'un cours mal rédigé, elles déclareront que par contre leur travail pratique est très bien fait, affirmation qui voudra dire en général qu'il est fait à leur *propre* satisfaction plutôt qu'à la satisfaction de celles qui sont à même de le juger.

Ces types d'élèves, et d'autres qui pourraient encore être cités comme exemples, sont familiers à toute cheftaine chargée de cours. Elle saura de même reconnaître chez une débutante, d'après la manière à la fois joyeuse et sérieuse dont elle remplit ses devoirs, si elle deviendra une bonne garde-malade. Elle devra se donner autant de peine pour les élèves d'aptitudes médiocres que pour celles qui promettent davantage et ne pas oublier que le résultat final de leur instruction hospitalière dépendra de l'influence qu'elle aura su acquérir sur chacune d'elles. Il faut que tout en étant bonne, elle soit ferme et juste; il n'y a pas de véritable amabilité qui ne soit accompagnée de ces qualités essentielles.

Il faut que la cheftaine aide ses élèves à perdre les illusions qu'elles se font sur leur travail et sur leurs aptitudes pour ce travail, illusions qui entraveraient leurs progrès. Elle ne doit pas se lasser de leur montrer leur tâche sous son véritable jour et de leur en faire comprendre la noblesse. Quelques minutes, prises sur l'heure du cours, seront bien employées à signaler certains progrès que la cheftaine aura remarqués avec plaisir. Elle leur indiquera aussi telle occasion de dévouement qu'elles ont laissé passer inaperçue ou bien des détails de discipline hospitalière dont le but n'a pas été compris par celles-là mêmes qui en bénéficient.

Les cheftaines consciencieuses parlent souvent des encouragements que leur procure la bonne volonté qu'elles rencontrent chez quelques-unes de leurs élèves. Parfois même, celles qui au début avaient paru les plus indifférentes, sont les premières à mettre en pratique les conseils de leur cheftaine.

D'excellentes cheftaines ne comprennent pas facilement que la vie hospitalière qui leur est si familière paraisse étrange et remplie de difficultés aux nouvelles venues; aussi leur arrive-t-il souvent d'oublier les faits et les principes qui dirigent leur conduite, mais que l'élève, si appliquée et animée de bonne volonté qu'elle soit, ne peut guère saisir toute seule et dès le premier jour.

Si la commençante, naturellement inexpérimentée, n'est pas douée d'un esprit très réfléchi, la plupart de ses devoirs journaliers lui sembleront une perte de temps; les règles nécessaires au bon fonctionnement d'une grande institution lui paraîtront des restrictions vexatoires; la ponctualité rigoureuse, la netteté exigée d'elle, l'irriteront. Ces idées fausses et superficielles disparaissent dès les premières expériences hospitalières et n'empêchent pas l'élève d'avoir d'excellentes qualités.

Une cheftaine agira avec sagesse en disant à ses élèves qu'elle comprend le point de vue de la débutante, qu'elle ne s'attend pas à trouver chez elle un jugement mûr sur ces questions. Elle leur expliquera comment elle compte sur leur bon sens pour

accepter joyeusement la routine établie par leurs
devancières qui peuvent parler en connaissance de
cause, fortes qu'elles sont d'une expérience que les
nouvelles ont encore à acquérir. Elle attirera leur
attention sur les qualités que doit posséder la
femme qui aspire à devenir garde-malade : empire
sur soi-même, promptitude, ponctualité et tout ce
qui contribue à inspirer une confiance absolue sans
laquelle personne ne peut être vraiment utile
comme garde-malade. Elle leur fera comprendre
comment ces qualités essentielles doivent être
acquises par la patience et ne dépendent pas de
l'uniforme qu'elles portent. Ces faits sont si simples qu'il semble que toutes les élèves doivent s'en
rendre compte par elles-mêmes; mais l'expérience
nous apprend qu'on doit non seulement en parler,
mais répéter les faits sans se lasser si l'on veut
mettre chaque nouvelle venue dans la bonne voie.

En faisant ses observations en temps opportun,
sous une forme ou sous une autre, la cheftaine
aplanit les difficultés du chemin des commençantes,
et ces remarques faites par celle qui a déjà par-
couru la même route seront en général acceptées et
suivies avec reconnaissance. Au reste, les élèves
hospitalières ne sont pas les seules à qui il soit
nécessaire de rappeler que souvent les moyens
indirects sont tout aussi utiles pour atteindre un
but que ceux que nous jugeons devoir nous y conduire directement. « Car les miracles ont cessé;
c'est pourquoi nous devons accepter les moyens

qui servent à l'accomplissement de ce que nous
recherchons. »

Que les cheftaines insistent sur ce point, et
les élèves exécuteront avec plaisir des tâches
désagréables, des devoirs banals, parce qu'elles
en auront compris l'utilité. La plupart des
élèves reconnaissent qu'un miracle seul pourrait
inspirer instantanément ces qualités que nous
aimons, admirons et vénérons chez une femme
aimable qui est devenue une garde-malade parfaite.

Je crois qu'il n'y a aucune carrière où les élèves
soient aussi portées à faire la leçon à leurs professeurs que dans celle qui nous occupe. La personne
qui a fait choix d'une école de gardes-malades pour
y faire des études, s'efforcera de faire des démar-
ches pour obtenir la place qu'elle y sait vacante.
Mais une fois le but atteint, nous voyons des élèves
exprimer hautement leur surprise de ce que chaque
détail ne soit pas réglé selon leurs idées préconçues.
Elles échangent bruyamment leurs opinions avec
leurs camarades aussi nouvelles et aussi ignorantes
qu'elles et discourent librement sur la manière très
différente qu'*elles* adopteraient pour enseigner le
sujet sur lequel, il ne faut pas l'oublier, ces jeunes
critiques sont d'une complète ignorance! Une élève
qui voudrait devenir une artiste sérieuse en pein-
ture ou en musique, se comporterait-elle aussi
déraisonnablement? Je pense que non, et il y
aurait peu d'élèves gardes-malades qui agiraient

ainsi si les cheftaines devinaient cette tendance assez fréquente et en signalaient la folie. A moins que les cheftaines chargées de cours ne se méprennent sur leur vocation, elles ne s'épargneront aucune peine pour inspirer à leurs élèves un enthousiasme ardent pour leur travail en leur faisant comprendre que les grands efforts sont nécessaires pour devenir digne de la profession qu'elles ont choisie. Beaucoup d'élèves l'admettent en théorie, mais c'est à la cheftaine de le démontrer dans la pratique du travail journalier.

La cheftaine chargée de cours qui montre à ses élèves le côté idéal de son devoir atteindra, elle aussi, son propre idéal d'autant plus facilement. Il ne faut pas qu'elle oublie qu'elle doit mettre en pratique ce qu'elle enseigne théoriquement : l'exemple et le précepte étant d'égale importance. Professeur et élèves attendront avec impatience l'heure du cours, si la cheftaine fait de ses leçons ce qu'elles doivent être et si elle établit les rapports tels que nous désirons les voir exister entre celles qui apprennent et celles qui enseignent.

Une cheftaine du London Hospital chargée de l'instruction théorique fait deux ou trois cours par semaine et elle a en tout douze ou dix-huit élèves à préparer pour l'examen. Elle doit suivre elle-même les conférences hebdomadaires des docteurs, prendre des notes et se préparer consciencieusement par une étude sérieuse à l'accomplissement de cette partie de sa tâche. Inutile d'ajouter que la femme qui s'acquitte intelligemment de ce devoir important n'aura pas à attendre longtemps la récompense qu'elle mérite. Quand une garde-malade connaît le travail hospitalier et possède les qualités qui font bien augurer de son avenir, elle sera heureuse d'être placée comme cheftaine assistante dans un groupe de salles dirigées par une cheftaine intelligente et expérimentée. Si elle ne profite pas de ces occasions exceptionnelles pour apprendre plus qu'elle n'en sait déjà, cela sera évidemment de sa faute.

Si la cheftaine enseignante est qualifiée pour sa tâche et montre de la bonne volonté à l'égard de son assistante, nous ne pourrions que blâmer celle-ci si elle ne parvenait pas à acquérir par son observation personnelle des connaissances complémentaires à côté de celles qui lui sont enseignées.

On rencontre peu de gardes-malades ayant une idée exacte des devoirs d'une cheftaine avant d'avoir elles-mêmes revêtu leur uniforme. En général, ce n'est que longtemps après qu'elles parviennent à comprendre la véritable nature de leurs responsabilités. Je ne veux pas dire que la routine du service ne soit facilement acquise. C'est à un autre point de vue que la place d'assistante est précieuse pour la préparation au travail futur de la cheftaine : la femme sérieuse placée à ce poste de confiance est autorisée à prendre sa part des responsabilités dont elle n'a pas eu jusqu'alors une idée exacte.

Nous nous rendons rarement bien compte des difficultés d'une fonction que nous n'avons jamais remplie. En général, la garde-malade doit faire des devoirs de la cheftaine un sujet d'étude tout à fait en dehors du soignage médical. Jusqu'ici elle n'a eu sur l'utilité de sa supérieure qu'une idée vague, se contentant d'avoir recours à elle dans les circonstances difficiles, d'accepter ses décisions et de les faire accepter aux autres comme irrévocables pour tout ce qui concernait le service. Quand son tour est venu d'être la conseillère des autres et de prendre elle-même des décisions dans les cas embarrassants, elle a vu — si elle n'a pas été mise auparavant à l'épreuve — que la responsabilité n'est pas une joie sans mélange et qu'un certain temps et une préparation spéciale lui sont nécessaires pour être à la hauteur de sa nouvelle tâche.

Une cheftaine habile saura trouver une aide précieuse en sa « cheftaine assistante » pendant qu'elle l'initiera à l'administration des salles. La nouvelle venue a besoin de tact pour éviter l'écueil des deux extrêmes : trop d'empressement à remplacer la cheftaine et la tendance à ne prendre aucune initiative, mais de toujours attendre qu'on s'adresse à elle avant de rien faire. Cela n'est au fond qu'une des nombreuses occasions dans lesquelles le tact est nécessaire à la garde-malade.

L'assistante doit se familiariser avec tous les détails des devoirs de la cheftaine, et elle ne peut le faire qu'en l'assistant pratiquement et effective-

ment et en observant avec soin ce qu'on exige
d'elle, s'informant aussi de ce qu'elle ne comprend
pas toutes les fois que l'occasion s'en présente. Il
lui arrivera souvent d'hésiter sur ce qu'elle doit
faire dans tel ou tel cas ; il est nécessaire qu'elle en
cause avec la cheftaine, profitant toujours de sa
direction et de ses expériences.

Il faut que la cheftaine veille à ce que les assistantes accordent plus d'attention encore au côté
domestique qu'au soignage. Les assistantes doivent
constamment inspecter l'état des tables placées près
des lits, de la table des docteurs, des chariots, lava-
bos, cuvettes, des instruments, etc. Elles doivent se
rendre compte de la façon dont le travail des filles
de salles est fait, de la manière dont elles s'acquit-
tent de leurs devoirs, s'assurer que le linge sale a
bien été inscrit et inspecter celui qui revient propre, etc. Il faut que la cheftaine leur enseigne à
faire les écritures et à remplir les papiers quotidiens
du service. La cheftaine devra d'abord le faire elle-
même avec son élève-cheftaine, vu l'importance de
ces papiers.

La pratique aidant, ces devoirs deviennent une
véritable routine, mais c'est un avantage immense
pour la future cheftaine de se familiariser avec tous
ces détails avant d'être chargée de remplacer complètement la cheftaine pendant ses vacances, avant
de devenir une véritable cheftaine.

Il n'est pas désirable que la cheftaine assistante
soit souvent dans le petit salon de sa cheftaine de sec-

tion, car sa présence deviendrait bientôt gênante pour celle-ci ; elle doit s'efforcer de dédommager sa supérieure de la fatigue que son instruction lui a donnée, en étant pour elle une aide véritable et agréable.

La cheftaine assistante doit passer tout son temps dans la salle même, avec les gardes diplômées et les élèves, excepté au moment des repas et de ses heures de liberté ; celles-ci ne devront pas être prises au même moment que les heures de loisir de la cheftaine. Les assistantes devraient s'attacher spécialement aux nouvelles élèves et leur communiquer sans délai les éléments du « soignage ». Par exemple, de cinq à sept heures du soir, elles leur enseigneraient à faire les lits en les faisant avec elles, à prendre les températures, à employer les récipients gradués, etc., leur expliquant au fur et à mesure les procédés employés.

Les adjointes insisteront auprès des commençantes sur l'importance de l'exactitude et du sérieux nécessaire à l'accomplissement de chaque devoir qui incombe à une garde-malade. Elles ne leur ménageront pas, à l'occasion, des encouragements aimables, tout en leur montrant l'utilité de l'obéissance aux règlements et en leur inculquant une haute idée de leur travail hospitalier. Mais là ne se borne pas le devoir de l'assistante envers l'élève ; elle devra comparer avec sa cheftaine les notes que toutes deux auront prises sur les élèves, afin de se former une opinion exacte du caractère et des capacités de chacune d'elles.

La cheftaine assistante doit accomplir d'abord tous les services réguliers et exceptionnels que la cheftaine lui assigne; puis, si elle en a le temps, elle aidera les gardes-malades et les élèves dans l'accomplissement de leurs devoirs, en essayant d'en tirer le meilleur profit.

Si la cheftaine assistante se préoccupe de son avenir, elle ne manquera pas de profiter de toutes les occasions qui se présentent pour acquérir une connaissance approfondie des principes de la surveillance pratique et de l'administration d'une salle. Elle prendra l'habitude d'observer soigneusement les devoirs, qui sont généralement considérés comme une simple corvée par beaucoup d'élèves peu consciencieuses, et elle n'oubliera jamais que les expériences qu'elle acquiert ainsi la rendront capable de diriger à son tour, quand le moment en sera venu, et d'assumer de plus lourdes responsabilités.

Une garde-malade promue au grade de cheftaine assistante se pénétrera de trois points, que sa cheftaine l'empêchera de perdre de vue un seul instant.

Le but de son stage est :

1° D'acquérir la connaissance approfondie des devoirs incombant à la titulaire responsable d'un poste ;

2° D'enseigner à d'autres ce qu'elle a déjà appris.

3° De rendre son « assistance » d'une réelle utilité pour tous ceux avec lesquels elle entre en contact, afin qu'elle devienne une vraie préparation aux responsabilités futures.

Il peut arriver que des cheftaines de salles et des cheftaines veilleuses (la cheftaine assistante devrait aider les deux) oublient l'importance qu'il y a à exercer leur influence sur leurs subordonnées pendant qu'elles préparent directement une personne à occuper une position similaire à la leur ; elles devraient pourtant comprendre la grave responsabilité qu'elles ont sur ce point. Celles qui sont animées du véritable enthousiasme pour leur travail en inspireront également à leurs élèves et se réjouiront de voir que leur expérience porte des fruits, qu'elles recueillent pour le plus grand bien de tous. Il est précieux pour celles qui doivent enseigner de voir clairement défini devant elles le but qu'il faut atteindre, les résultats qu'il est possible d'obtenir. Il ne serait pas équitable envers l'œuvre et envers les personnes intéressées de laisser à chaque nouvelle venue le soin de tout apprendre par elle-même.

Si bien disposées que soient les autres à l'aider, chacune aura à s'instruire sous bien des rapports et par sa propre expérience ; mais ce fait ne doit pas empêcher celles qui ont passé par la même épreuve de prêter aux commençantes tout l'appui généreux dont elles sont capables.

Aucune travailleuse à l'esprit élevé n'aimerait voir ses propres erreurs commises par d'autres, surtout si elle a le sentiment de pouvoir l'empêcher dans une certaine mesure.

Les cheftaines qui ont su profiter des occasions

qui leur ont été offertes de s'instruire auront
appris à apprécier hautement la valeur de l'exemple.
La certitude que la génération suivante aura la
même ambition de perfectionnement qu'elles ont
eue ne pourra manquer d'inspirer aux natures les
plus nobles le désir de se corriger de toute imper-
fection et de s'efforcer, avec un zèle toujours nouveau, de devenir le type parfait de cheftaine qu'elles
rêvent pour celles qui suivent la même voie qu'elles.

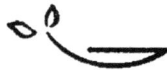

CHAPITRE VI

Rapports des cheftaines avec les malades.

La question la plus importante dont nous devons nous occuper maintenant et celle des rapports qui doivent exister entre une cheftaine et ses malades. C'est heureusement la partie la plus attrayante de l'œuvre.

Si les cheftaines ne devaient pas s'occuper des malades, elles n'auraient aucune raison d'être, car, pour beaucoup d'entre elles, le mobile principal de leur dévouement est leur désir de soigner les hospitalisés. Les malades intéressent la cheftaine à deux ou trois points de vue. Il y a premièrement un grand sentiment d'humanité envers toutes ces existences que les circonstances extérieures et le caractère propre à chacune rendent si différentes et si variées ; deuxièmement, il y a une occasion unique d'apprendre à connaître la vie sous ses différents aspects, telle qu'elle existe en dehors des murs d'un hôpital et dans la classe sociale qui fournit la majorité des malades. La visiteuse de quartier la plus infatigable ne peut avoir qu'un faible aperçu de la vie réelle de ceux qu'elle visite. Cette vie est bien plus complètement révélée aux gardes-malades dans les salles d'un hôpital. Ici les patients se sentent chez eux et à l'aise avec leurs compagnons, tandis qu'avec une étrangère d'une autre société, quelque aimable qu'elle soit dans ses visites, ils se sentent toujours gênés. Avec une visiteuse sympathique et ayant du tact, ils parleront bien de leur vie et de leurs ennuis avec toute l'apparence de la sincérité et répondront à ses questions; mais ils n'aborderont pas comme dans une salle d'hôpital, où ils se trouvent entre égaux, les questions de détails. Le tableau de leur vie quotidienne présenté par leurs causeries sur leurs salaires hebdomadaires, sur la manière dont ils les emploient, ce qui constitue leurs plaisirs et leurs peines et tant d'autres détails de même nature sont infiniment plus vivants que toutes les impressions que l'on peut recevoir dans une simple visite. L'expérience qu'une cheftaine acquiert ainsi de la vie de ses malades, est très précieuse. Sa sympathie s'augmente de ce qu'elle voit et entend; la connaissance profonde qu'elle aura des besoins, des désirs et des soucis de ceux qu'elle soigne s'agrandira graduellement par son contact permanent avec eux et lui facilitera la tâche de les soulager. Il est difficile de rendre des services efficaces aux personnes dont on

ignore les besoins réels; aussi, dans ce cas, est-ce
pour nous une aide précieuse que d'obtenir une
connaissance approfondie de la vie et des habitudes
de la classe à laquelle appartiennent ces malades.
Nous en trouvons la preuve dans l'impression
presque invariable que reçoit un visiteur pourtant
bienveillant, en entrant dans une salle, et qui se
traduit généralement par cette exclamation :
« Comme cela doit être affreux d'être au milieu de
tant de gens lorsqu'on est malade! Comme j'aimerais mieux avoir une chambre particulière. »
La cheftaine ne peut s'empêcher de sourire en
entendant cette remarque, car elle sait bien que les
malades de ce genre aiment infiniment mieux être
réunis et que, lorsque la nature de leur maladie
nécessite leur isolement, ils sont toujours impatients
de retourner dans la salle, se plaignant de leur
solitude et d'avoir besoin de société. Naturellement, il y a quelques exceptions; mais, règle
générale, cette préférence pour la salle est très
marquée.

Il est évident qu'il est nécessaire que nous com-
prenions les désirs et les aversions des malades
avant de pouvoir faire des arrangements qui puissent contribuer à leur confort. Bien des gardes-
malades découvriront, pendant leur stage à l'hôpital,
que beaucoup de leurs idées sur les malades et
leurs besoins, étaient erronées. Un des nombreux
avantages de la vie hospitalière, c'est que ce travail
nous aide à nous débarrasser d'une foule d'iédes

fausses et nous met en présence des faits tels qu'ils sont et non comme nous nous étions imaginé qu'ils devaient être.

Une des conclusions les plus encourageantes à laquelle arrivent la plupart des cheftaines, c'est que la nature humaine est digne d'un bien plus grand respect et d'une bien plus grande admiration qu'elles ne se l'étaient imaginé au début de leur carrière. Elles ont éprouvé bien souvent une véritable surprise en constatant l'héroïque endurance, l'abnégation et la patience sans bornes dont font preuve, au milieu de grandes souffrances, des hommes, des femmes et même des enfants. En contemplant un pareil spectacle, elles n'ont pu s'empêcher d'admirer la grandeur et la puissance de la nature humaine. C'est un spectacle consolant quand, d'un autre côté, on voit tant de choses basses, dégradantes et repoussantes. Peut-être qu'un observateur superficiel ne serait impressionné que par ce côté pénible et, hélas! trop réel de la vie qui se rencontre si souvent dans nos salles d'hôpitaux; néanmoins, même ceux qui ne regardent que la surface de ce qui se passe autour d'eux, reconnaissent parfois et involontairement que sous ces fâcheuses apparences, au moment où l'on s'y attend le moins, de belles et sérieuses qualités se révèlent chez nos semblables si misérables qu'ils soient.

C'est un grand encouragement pour nous de savoir que celles qui travaillent si vaillamment ont la certitude que leur bienfaisante influence et leur manière élevée d'envisager la vie développera aussi leurs sympathies envers leurs semblables.

Si le résultat de la vie d'hôpital était de détruire les grandes aspirations, ce serait un élément très décourageant et qu'il faudrait prendre en considération avant de se vouer à la vie hospitalière. Mais au contraire, nous pouvons persévérer avec une confiance toujours renouvelée, car celles qui sont le mieux qualifiées pour en parler nous montrent par leurs propres expériences qu'il n'en est rien.

J'ai fait allusion à ce côté de la question, parce que nous nous rendons parfois difficilement compte que nous bénéficions vraiment personnellement de nos rapports constants avec les malades.

Maintenant, il faut que nous examinions ce qu'une cheftaine peut faire pour ses malades. En premier lieu : Quel accueil reçoivent-ils lors de leur introduction dans la salle? Je crains que beaucoup de cheftaines n'attachent qu'une importance insuffisante à ce détail!

Pour elles, l'entrée d'un nouveau malade est un événement si ordinaire qu'elles oublient complètement que, pour le malade, c'est probablement une expérience toute nouvelle — unique, peut-être! Elles sourient avec bienveillance lorsqu'au bout d'un certain temps le patient, se trouvant heureux et satisfait de son nouvel entourage, leur confie son soulagement de trouver l'hôpital « si confortable » et « tout le monde si aimable », alors qu'il ne pouvait supporter « l'idée d'entrer à l'hôpital » et qu'il craignait que « ce ne fût vraiment un endroit horrible! » Cette histoire, si souvent répétée, prouve l'importance de l'accueil fait au patient à son arrivée. Il faut se rappeler aussi que les nouveaux venus ne sont pas seulement étrangers, mais qu'ils sont aussi malades et très souvent dans un état de grandes souffrances, et peu en état d'affronter l'épreuve de voir tant de visages nouveaux. A moins qu'ils n'aient perdu connaissance (ce qui arrive souvent), la manière dont on leur parle a pour eux une très grande importance. Dans les cas les plus graves, lorsque l'état du malade semble, en apparence, le rendre insensible à l'influence de paroles aimables, les amis inquiets qui l'amènent seront pourtant heureux de les entendre prononcer et bien reconnaissants. Ils quitteront leur parent ou leur ami avec plus ou moins d'angoisse ou de tranquillité selon ce qui aura *été dit*, beaucoup plus que d'après les soins matériels qui auront été prodigués de suite au malade et dont ils ne connaissent pas l'importance.

Le sentiment d'isolement qu'éprouvent les malades passe en général très vite, mais comme il est fort pénible aussi longtemps qu'il existe, il est bon de l'abréger autant que possible.

Si le malade a été accompagné par les siens jusqu'à la salle, cela indique qu'il a besoin d'assistance et que le docteur aura à se rendre compte de ce qui peut être fait pour son soulagement le plus tôt possible, car l'hôpital a prévu tous les moyens

pour adoucir ses souffrances et améliorer son bien-
être au plus tôt. C'est à la cheftaine ensuite d'employer les moyens dont elle dispose pour être
agréable au malade. Que beaucoup de cheftaines
ne possèdent ce beau sentiment, nul ne peut en
douter! Le manque de sympathie que l'on observe
chez quelques-unes doit être attribué à ce qu'elles
ne se rendent pas compte de la nécessité qu'il y a
de témoigner de la sympathie aux malades et de la
bien montrer. Naturellement, on ne peut demander
à une cheftaine d'être toujours libre pour faire connaissance avec le nouvel arrivant; mais il faut
qu'elle apprenne à ses aides à suivre son exemple
et à la suppléer, à la remplacer, lorsqu'elle ne peut
être là. La bonne administration d'une cheftaine ne
doit pas consister seulement à s'assurer que tout se
passe bien dans la salle en sa présence, mais d'*être
certaine* qu'il en est de même en son absence. En
un mot, il faut qu'elle soit absolument sûre que ses
désirs sont exécutés dans les moindres détails, aussi
bien par les autres que par elle-même.

Ce qu'une cheftaine peut faire par elle-même est
peu, comparé à ce qu'elle doit obtenir *que les autres
fassent,* en exerçant son influence partout où elle
peut donner un bon résultat.

Aucune personne familiarisée avec le travail
qui se fait dans une grande salle ne s'éton-
nera que l'accueil de bienvenue (qui semble une
chose si naturelle à un étranger) soit si souvent
négligé par un personnel qui considère l'arrivée

d'un ou de plusieurs patients, comme un simple incident journalier. On ne peut pourtant excuser une cheftaine, quelque occupée qu'elle soit d'une foule de devoirs importants, d'ignorer la présence d'un nouveau malade jusqu'au moment où elle y sera contrainte par le service. Si la cheftaine est assez bienveillante et sympathique pour réaliser ce que signifie pour la plupart des nouveaux venus « l'épreuve de l'arrivée », elle aura soin que celles qui sont chargées de mettre les malades au lit et de leur donner les premiers soins comprennent l'épreuve par laquelle ils passent, et aient une idée des meilleurs moyens qu'il faut employer pour l'adoucir par des paroles réconfortantes, tout en faisant leur travail. Nous savons que les malades seront bientôt à leur aise, mais ils ne s'en doutent pas et l'accueil qu'ils reçoivent est d'une très grande importance. La moindre parole encourageante, la moindre aimable information sur la nature ou la longueur de sa maladie (si le patient est capable de répondre aux questions qu'on lui pose sans que cela soit un effort pour lui), bref, toute marque d'intérêt qui peut venir à l'esprit des gardes-malades au moment même obtiendra sûrement le résultat désiré. L'habitude *de témoigner constamment* de l'intérêt aux malades peut seule donner ce bon résultat, et je suis persuadée que si les gardes-malades se rendaient mieux compte de l'effet que leur sympathie produit, elles se donneraient plus de peine! Je tiens à être bien comprise :

je n'ai pas voulu parler d'une réception bruyante et de beaucoup de paroles dites aux patients par les gardes-malades. Le silence est certainement préférable à beaucoup de bruit. Mais quelques mots, exprimant *une bonne intention,* seraient tout à fait à propos; mais souvenons-nous qu'il faut prendre la peine de dire ces mots, *car les malades en ont besoin.*

Le point essentiel est que la cheftaine ait à cœur de prodiguer l'hospitalité de ses salles. Son tact et son expérience, qui doivent toujours se développer, lui apprendront la manière la plus convenable de montrer cette hospitalité en toute circonstance. Une cheftaine qui voit arriver des malades l'un après l'autre dans sa salle, déjà remplie de lits supplémentaires, est sans doute excusable; harassée déjà par l'installation de nouveaux venus, elle oublie quelquefois de les recevoir avec des paroles bienveillantes. En vérité, elle a droit à notre admiration si, vraiment maîtresse d'elle-même, elle s'abstient de témoigner de l'impatience à leur arrivée, si elle peut encore donner des ordres précis aux gardes-malades qui l'assiègent de tous côtés de questions sur ce qu'il faut faire, et quand elle sent que de souhaiter la bienvenue aux nouveaux venus est peu en rapport avec ses sentiments !

Les difficultés qui surgissent sont souvent si nombreuses et embarrassantes, que nous ne pouvons guère blâmer la cheftaine si, tout en essayant de faire loyalement tout ce qui est en son pouvoir, elle oublie pour un instant les sentiments de ceux qui dépendent d'elle. Il serait bon qu'elles puissent se souvenir, au milieu de la confusion du moment (si l'on peut nommer ainsi un état de choses qui dans une salle bien organisée accroît considérablement le travail), que l'arrivée de nombreux malades, alors que tous les lits sont déjà occupés, indique que ces malades sont justement des cas graves pour avoir été admis dans ces circonstances et qu'ils ne sont pas des mannequins, mais des êtres humains sensibles. Tout ce qui se passe autour d'eux les impressionne, et ce qui les affectera plus que toute autre chose, c'est le sentiment qu'ils ne sont pas les bienvenus.

Si la cheftaine comprenait toutes ces nuances et bien d'autres qui peuvent se présenter, elle parviendrait à cette dignité calme, à cette possession d'elle-même que certaines cheftaines possèdent déjà à un si haut degré. Elles sont tout excusées si elles n'y parviennent pas au début; mais si elles reconnaissent ce qui leur manque, elles ont déjà fait un premier pas vers cet idéal si difficile, mais si noble, que nous leur signalons.

Les amis des malades sont généralement moins attrayants que les malades eux-mêmes, et si les derniers provoquent notre sympathie en ayant besoin de notre aide, les premiers se rendent souvent importuns.

Le tact et le savoir-faire que nous donne l'expérience apprendront à une cheftaine la meilleure et la plus aimable manière de répondre aux questions

anxieuses et innombrables de ces visiteurs. Elle
devrait se faire un devoir de parler aux amis de ses
malades le jour des visites et de provoquer même
leurs questions. Ils seront bien plus disposés à
expliquer leurs griefs réels ou imaginaires et à
rendre ainsi possible d'y trouver un remède que si
la cheftaine ne semblait leur porter aucun intérêt.
Il est peu raisonnable à une cheftaine qui est vraiment attachée à ses malades de s'imaginer qu'eux-
mêmes ou leurs amis comprendront cet attache-
ment si elle ne leur témoigne pas de sympathie
extérieure, ce qui est une grande faute.

La confiance des malades et de leurs amis dans la
bonté et la justice d'une cheftaine facilite beaucoup
ses rapports avec eux. Les malades seraient probablement plus francs dans bien des occasions, surtout les jours de visite, en ce qui concerne les
provisions plus ou moins malsaines apportées par
les visiteurs et qui doivent être prohibées en raison
de l'état des malades qui ne leur permet parfois
même pas de prendre des aliments solides. Le
tact et le discernement sont indispensables pour
maintenir la paix et pour adoucir des sentiments
froissés par une interdiction inévitable. Une grande
fermeté est également indispensable. Seules, celles
qui ont acquis une certaine expérience à ce sujet,
peuvent se faire une idée de la quantité et la variété
de la nourriture apportée aux patients de tout âge
par des amis bien intentionnés, mais ignorants. La
collection d'objets qui ont dû être confisqués un jour

de visite est quelquefois curieuse à observer dans une salle. Les tablettes et les lits mêmes doivent être inspectés afin d'empêcher les patients d'avaler ce qui pourrait leur faire du mal, soit par le caractère indigeste de la nourriture apportée, soit par leur état de santé. Néanmoins, il faut que la cheftaine fasse preuve de bon sens pour appliquer la règle qui interdit qu'on apporte de la nourriture aux malades. Si quelques « extras » paraissant inoffensifs sont apportés par les amis, il vaut mieux que la cheftaine les fasse mettre de côté en attendant la décision du docteur, qui dira s'ils peuvent être donnés au malade. Cela vaudra mieux que d'insister pour que ces friandises soient remportées sans qu'il soit tenu compte du désir d'un malade. Les alcools de toutes sortes seront naturellement strictement prohibés.

Ces incidents ne sont pas de nature à être tranchés par la garde-malade diplômée, car elle n'a aucune autorité pour sanctionner l'infraction d'une loi établie pour le bien général, quelque désirable que cela puisse lui paraître; mais elle peut toujours recourir au jugement de la cheftaine, surtout si les amis sont enclins à trouver la règle trop sévère. Il est vrai qu'ils sont toujours disposés à regarder leur propre cas comme digne d'une exception, mais c'est à la cheftaine de juger si elle peut vraiment la faire; elle s'efforcera d'appliquer la règle avec douceur et beaucoup de tact. La règle est évidemment faite pour le bien des malades et elle doit être suivie en esprit plutôt qu'à la lettre. La cheftaine peut toujours s'appuyer sur « la règle », qui est connue de tous; mais l'expérience m'a montré qu'il vaut souvent mieux se laisser guider par une appréciation intelligente plutôt que par une stricte application de cette règle, si on veut faire sentir de suite son autorité et l'appliquer avec fermeté. La cheftaine se conformera aussi beaucoup mieux aux désirs réels des supérieurs pour lesquels elle travaille. Une règle excluant les boissons alcooliques et les pâtisseries, tels que tartes, puddings, gâteaux, etc., ne doit pas, en certains cas, exclure les biscuits sains, les bonbons acidulés (que certains malades conservent précieusement pour prendre après une mauvaise potion) ou encore des œufs frais. Si le sentiment général est que la cheftaine est prête à accepter tout ce qui est bon pour ses malades, ceux-ci deviendront certainement moins dissimulés, et accepteront sa décision en cette matière sans répugnance.

Il est parfois très important que la surveillante sache obtenir des amis du malade des renseignements nécessaires au docteur et que le malade ne peut donner lui-même. Les docteurs et les gardes-malades savent qu'il faut beaucoup de temps et de patience pour arriver à obtenir des détails précis. Une grande habileté est souvent nécessaire pour éliminer les faits des récits volumineux et inutiles qui y sont mélangés. Une cheftaine intelligente peut être d'un grand secours, d'abord en causant avec le malade et aussi en faisant parler les amis les jours de visite. Il est curieux de voir combien un malade sera disposé à raconter ses peines et ses intérêts de toutes sortes à une cheftaine une fois que celle-ci aura gagné sa confiance, et il est à remarquer que celle à qui on fait le plus de confidences est généralement aussi celle qui place l'intérêt de ses malades en première ligne.

Cette faculté de sympathie pour tant de différents tempéraments, dans tant de circonstances différentes, est un don que nous possédons à des degrés très différents, et il y a des personnes fort bonnes qui paraissent n'en avoir que très peu. Il faut aussi avouer que de grands efforts produisent souvent de petits résultats. Malgré cela, le fait demeure. Il est important que le champ si vaste et exceptionnel que la vie d'hôpital fournit pour la culture et l'exercice d'un don si précieux soit reconnu de tous, afin que celles qui possèdent déjà cette qualité à un degré plus ou moins élevé fassent des efforts pour profiter de toutes les occasions d'élargir leur puissance de sympathie.

Il est très difficile à une cheftaine de trouver le temps nécessaire pour s'entretenir longuement avec ses patients en dehors des soins matériels qu'elle est appelée à leur donner. Il est inutile de répéter qu'un champ immense est ouvert à leur bienfaisante influence, et que c'est à chaque cheftaine de le cultiver à son gré. Si elle a l'impression que ses aides doivent aussi exercer une influence personnelle sur les malades et que les exigences physiques de ces infortunés ne peuvent être séparées de leurs exigences morales, elle fera son possible pour faire face à tous ces besoins divers en montrant à ses aides la nécessité de voir, de sentir et d'agir individuellement.

Ce que certaines cheftaines parviennent à faire en dehors de leur travail habituel est parfois étonnant et excite notre admiration. C'est un exemple qu'il faut noter et qui doit servir d'encouragement à d'autres.

La cheftaine n'est pas seule à décider si l'état d'un malade est assez grave pour qu'il soit inscrit sur la liste de ceux « qui sont en danger »[1], mais son opinion, dans ce cas, a une grande importance et elle doit la donner après sérieuse réflexion. Il y a souvent des intérêts contraires à prendre en considération le calme du patient, ses désirs, l'anxiété de ses amis ou parents qui dans bien des cas auront prochainement à déplorer sa perte. Il n'est pas toujours facile d'arranger les choses d'une façon satisfaisante, même avec la meilleure intention.

Une garde-malade diplômée ou même une simple élève peut s'apercevoir d'un changement subit dans l'état du malade, et elle doit immédiatement en prévenir la cheftaine. Celle-ci, à moins qu'elle n'ait reçu préalablement toutes les instruc-

---

1. Cette liste, affichée quotidiennement chez le concierge, autorise les parents des malades dont l'état est grave à venir les voir en dehors des heures de visite réglementaire.

tions du docteur, devra le faire chercher si elle juge le cas sérieux.

Souvent les seuls amis qui existent ou qui sont à portée ne sont pas justement les personnes à désirer auprès du lit d'un mourant ou d'un malade grave. Et cependant il faut nous rappeler que la présence du moins sympathique des vieux amis, ou même d'une simple connaissance associée à un passé du malade, lui est plus agréable que toutes les figures bienveillantes des gardes-malades qui lui sont étrangères, surtout s'il est arrivé à l'hôpital pour y mourir. Il ne faut pas oublier que la présence d'amis auprès d'un malade lui cause une tout autre impression qu'à nous. La vue familière d'une figure qui nous semble peu attrayante, pour ne pas dire repoussante; le son d'une voix dure et rude, prononçant des mots qui à nos oreilles ne semblent ni tendres, ni consolants; le pas lourd d'un soulier qui crie, peuvent être attendus avec impatience et accueillis avec bonheur par le malade. Ces amis feront peut-être plus pour diminuer l'horrible sentiment de solitude qui l'envahit graduellement que toute notre amabilité et notre tendre sympathie. Nous ferons bien de nous rendre compte de ce fait, non pas avec l'idée de négliger notre malade, mais afin de mieux comprendre, en dehors des soins de tous les instants que réclame l'état physique de notre malade, l'importance de ce qui peut être fait dans le but de diminuer son angoisse à l'approche de la mort.

La cheftaine, en pensant à la mort probable de ses patients, doit se poser la question de savoir si la présence de ses parents ou amis peut lui apporter quelque soulagement, et si eux-mêmes éprouveront une consolation en le revoyant une dernière fois avant que tout soit fini. Naturellement, je ne veux pas dire que ces réflexions doivent nuire aux règles établies au sujet de cette partie du règlement, mais il est évidemment désirable que la cheftaine ne perde pas de vue ces considérations, tout en se soumettant aux règles. Si un malade meurt sans avoir été mis sur la liste des mourants (comme cela peut arriver malgré les précautions prises), on ne peut s'empêcher de sentir que ce souvenir sera pour les parents du mort une aggravation à leur chagrin et en augmentera le poids peut-être pour tout le reste de leur vie. Je sais que le cas que j'indique ici ne se présente que très rarement, mais cela peut arriver; il doit nous suffire pour que, vu sa gravité, nous nous efforcions de l'éviter.

Des négligences de la sorte créent bien souvent des préjugés fâcheux contre certains hôpitaux; c'est dans un certain sens injuste vis-à-vis de l'administration. C'est également peu charitable envers la classe de personnes pour qui les hôpitaux ont été fondés, qui ne peuvent se dispenser d'y venir, puisqu'ils n'ont pas les moyens de se faire soigner à domicile. Il ne faudrait pas que cette crainte terrible de difficultés au sujet des visites pendant les périodes dangereuses pour le malade viennent s'ajouter à l'anxiété de ceux qui ont amené un malade à l'hôpital. Ces difficultés pourraient parfois empêcher une personne malade d'entrer dans un établissement où elle a pourtant l'espoir de voir sa vie sauvée ou du moins ses souffrances bien allégées. Je ne prétends pas que ce fâcheux résultat soit la conséquence inévitable de ces difficultés, mais ceux qui ont observé la puissance des préjugés et la presque impossibilité de les surmonter, reconnaîtront que cette supposition n'est pas exagérée.

Le patient éprouve, en général, un sentiment de profonde désolation à la pensée de mourir seul dans une salle d'hôpital, c'est-à-dire séparé de tous ceux qui lui portent un intérêt affectueux, et cela même s'il est entouré des soins les plus bienveillants que des étrangers puissent lui donner pour adoucir son épreuve finale. C'est pour cela que lorsqu'il existe des amis, il faut que la cheftaine fasse tout son possible pour qu'ils soient présents aux derniers moments d'un malade. Leur chagrin est inévitable; mais la seule consolation que des amis désolés puissent avoir au moment même, est d'avoir pu être présents et de pouvoir dire au milieu des pleurs à la cheftaine et aux gardes-malades : « Tout a été fait pour lui, vous avez été si bonne, je sais qu'on ne pouvait rien faire de plus. » Donnons au moins cette consolation aux affligés. Une des plus douces compensations que des gardes-malades puissent avoir, est de savoir qu'elles ont adouci cette cruelle séparation.

Il n'est guère possible de juger de l'intensité de
la douleur ressentie par les assistants d'après leurs
témoignages extérieurs... Les uns, quoiqu'ils aient le
cœur brisé, sont stupéfiés, trop écrasés pour rassem-
bler leurs idées ou pour savoir que faire ou que
dire sur le moment; d'autres, que nous ne rencon-
trons, hélas! que trop souvent dans les hôpitaux,
sont simplement indifférents; d'autres encore, très
démonstratifs, donnent libre cours à toutes les manifestations extérieures de la douleur qui se présentent à leur esprit, ce qui n'indique pas, je pense,
qu'ils souffrent plus ou moins que ceux qui supportent leur chagrin en silence; cela tient simplement
à leur manière d'exprimer leurs sentiments dans des
circonstances terribles. Il ne peut y avoir formule
générale de consolation, mais une cheftaine qui
comprend le *peu* dont on est alors capable, fera
ce peu d'une façon aussi sympathique que possible.
Cette partie de sa tâche n'est heureusement pas
celle qui lui prendra le plus de temps et d'attention, mais il faut qu'elle soit toujours prête à la
remplir bravement et avec abnégation.

Une des tâches les plus dures qui incombe à une
cheftaine, est d'annoncer une mort subite à des
parents affligés, surtout s'ils ne sont absolument
pas préparés au choc qui les atteint. C'est une
grande tentation pour elle d'abandonner cette tâche
à d'autres qui lui semblent pouvoir aussi bien la
remplir, mais le sentiment de sympathie qu'elle
éprouve lui donnera justement plus de douceur

et de bonté pour remplir cette mission qu'à celles
qui l'accompliraient à contre-cœur. Aussi une cheftaine consciencieuse ne reculera pas devant ce
devoir pénible.

En présence d'un grand chagrin, tout ce qu'on dit
et fait semble inutile; mais on peut cependant faire
plus de bien qu'on ne le croit au moment même.
Les détails que la cheftaine donne aux amis sur la
mort du malade seront recueillis précieusement
et resteront gravés dans le souvenir des parents.
Tout ce qui est de nature à procurer des consola-
tions doit être répété avec patience et il faut répondre à toutes les questions, mais le récit des incidents pénibles sera évité aux affligés ou à peine
effleuré. « Nous demandons plutôt aux gens de
sentir avec nous que d'agir pour nous, » dit Geor-
ges Éliot, et c'est une vérité dont il faut se pénétrer, surtout dans un moment où tout ce que nous
pourrions faire serait inutile, tandis que toutes les
paroles que notre compassion nous inspirera peuvent être une source de consolation.

Je n'ai pas parlé des soins spéciaux à donner
aux malades. C'est la tâche principale de la cheftaine et une partie trop étendue et complète pour
que nous puissions en parler ici longuement. L'intérêt d'un « cas » est si absorbant qu'il court moins
de risques d'être laissé de côté que l'*intérêt même*
du malade; et une cheftaine intelligente laissera
rarement passer les occasions d'accroître les connaissances professionnelles que réclame sa posi-

tion. Puisqu'elle doit instruire les autres, elle est obligée de saisir toutes les occasions d'apprendre elle-même. La variété des cas et les nouveaux modes de traitements qui sont appliqués tous les jours dans les salles d'un grand hôpital sont pleins d'intérêt et d'instruction pour celles qui sont capables et désireuses de s'instruire. Les élèves auront besoin que la surveillante leur indique ce qu'elles ne peuvent distinguer au premier abord, c'est-à-dire les différents symptômes dont elles ne comprennent pas l'importance et sur lesquels elles devraient faire un rapport immédiat à la cheftaine ou même au médecin, dont il faut aussi décider l'opportunité de la présence.

Avant de pouvoir les diriger dans cette voie, la cheftaine sera nécessairement obligée d'observer elle-même ces symptômes et d'avoir quelques connaissances sur ce sujet. En enseignant aux autres, une cheftaine constatera ce qu'elle sait et ce qu'elle ignore, ce qui est essentiel à apprendre. Les élèves lui poseront souvent bien des questions auxquelles il sera embarrassant de répondre. Elle ferait mieux de leur dire de suite qu'il lui est impossible de fournir l'explication demandée. Si la question est juste, une cheftaine intelligente ne manquera pas de saisir cette occasion de l'approfondir pour son profit aussi bien que pour celui des élèves. Cependant elle a le droit de défendre qu'on lui pose ces questions à des moments ou à des endroits mal choisis; mais, si elle est obligée de reprendre une élève à ce sujet, elle doit lui faire sentir qu'elle ne la blâme pas de lui poser des questions, mais de choisir un moment inopportun ; l'habitude de questionner avec intelligence sur tout ce qui concerne les « soins aux malades » doit être au contraire fortement encouragée.

Il est du devoir d'une cheftaine de se tenir au courant de tout ce qui peut être d'un usage pratique pour les malades de sa salle. Elle a tant d'occasions d'augmenter ses connaissances professionnelles, qu'il y a peu d'excuse à son indifférence pour le progrès, et cette indifférence expliquerait pourtant pourquoi elle ne se perfectionne pas.

Il ne faut pas, non plus, qu'une cheftaine oublie qu'elle doit acquérir la compétence nécessaire pour devenir l'aide efficace des docteurs et faire exécuter les traitements qu'ils prescrivent. Je suis persuadée que toutes les cheftaines ont été suffisamment instruites à l'hôpital, pour qu'il soit superflu de leur rappeler que l'obéissance aux ordres du médecin est un des points les plus importants, pour ne pas dire fondamentaux, de l'éducation de toute garde-malade capable.

Aucune cheftaine sérieuse n'aura le sentiment que son instruction technique soit jamais terminée, surtout en ce qui concerne les qualités d'observation et la façon de rédiger les rapports qu'elle doit soumettre aux docteurs. La valeur d'une pareille cheftaine est immense aux yeux du corps médical ; mais, pour se maintenir à la hauteur de sa tâche, elle continuera à développer ses facultés d'observation et à se dire : « Comment bien observer? Que faut-il observer et comment faut-il transmettre le résultat des observations au docteur, dans un langage concis et de manière à lui donner un exposé clair et complet des faits qu'il veut vérifier? » Ces questions, très importantes, valent la peine d'être examinées par la cheftaine.

Aider le docteur et ne pas augmenter ses difficultés, cela doit être son but principal. Une connaissance plus approfondie des désirs d'un patient, des circonstances de sa vie et de ses affaires personnelles, ainsi que des faits particuliers de sa maladie, seraient souvent fort utiles au docteur ; car il est bien ennuyeux pour lui qu'on ne puisse l'éclairer sur ces points importants. Il y a des cheftaines qui ont assez d'intérêt pour s'informer de ces petits détails, mais qui ne se donnent pas la peine d'apprendre à transmettre, d'une manière nette et précise, leurs observations aux docteurs. Les patients ne peuvent que souffrir de cette omission volontaire, et toute cheftaine devrait faire un effort pour soigner ses rapports et pour pouvoir répondre exactement, clairement et d'une manière intelligente aux questions qui lui sont posées.

Une des grandes difficultés que rencontre une cheftaine est celle d'avoir à s'occuper des plaintes des patients vis-à-vis de leurs gardes-malades et des griefs de celles-ci contre les malades, ce qui ne peut manquer d'arriver souvent. Beaucoup de tact et de douceur sont nécessaires pour aplanir ces petits orages. Une cheftaine ne *tolérera jamais* aucune querelle entre les malades et les gardes-malades. Quelle que soit la plainte, il faut qu'elle soit portée devant la cheftaine, qui est plus capable de juger avec calme le différend que ceux qui sont excités par la discussion. Le malade écoute volontiers la cheftaine, si elle sait lui parler avec fermeté; mais il peut devenir de plus en plus malhonnête avec la garde-malade, si on permet à leur discussion de se changer en querelle. Il y a des malades qui se conduisent d'une façon intolérable, malgré toute la bonté et tous les égards qu'on leur témoigne. Dans ce cas, selon la règle de l'hôpital, l'insubordination excessive amène le renvoi du malade.

Beaucoup de gardes-malades sont extrêmement patientes avec les malades les plus ingrats et les plus irritables; mais il en est d'autres, au contraire, qui ne tiennent pas assez compte des circonstances et qui ne laissent passer aucune petite malhonnêteté de la part d'un malade très aigri, malhonnêteté qui arrive très souvent au moment où elles font leur possible pour accomplir leur devoir.

La cheftaine doit encourager ses gardes-malades diplômées et ses élèves à être douces, patientes et très charitables dans leur manière d'accepter une attitude qui peut leur paraître inexcusable. Tout en encourageant ses aides, elle doit parler très fermement aux malades et leur faire comprendre clairement qu'ils ne doivent pas abuser de la bonté des gardes-malades ; ils écouteront la cheftaine dans bien des cas où ils se seraient fâchés avec leurs gardes-malades. Si la cheftaine insiste pour connaître le commencement de la dissension, elle évitera ainsi souvent de petites scènes, dont le souvenir peut influer d'une façon fâcheuse sur le bien-être du malade durant le reste de son séjour à l'hôpital ou peut-être le prédisposer à le quitter plus tôt qu'il ne serait désirable pour sa santé. Généralement, les gardes-malades sont douces et patientes, mais il y a des occasions où elles sont plus à blâmer que le malade ignorant et aigri qui se conduit mal. Bien des incidents se produisent parfois au même moment et mettent à une grande épreuve les qualités de patience et de résignation d'une garde-malade ; un peu de sympathie témoignée à propos par la cheftaine aidera l'élève à persévérer joyeusement dans sa tâche.

Quand un malade se plaint de quelque négligence, tel que l'oubli de lui faire prendre un médicament ou de l'inattention à ses besoins les plus légitimes, la cheftaine ne doit pas hésiter à parler de suite à l'élève chargée du soin de ce malade. Je n'ai pas besoin de faire observer ici que personne ne doit critiquer quelqu'un en présence d'un étranger, sans qu'il y ait une absolue nécessité de le faire ; mais tandis que certaines cheftaines très vives oublient très facilement cette recommandation, d'autres ont l'idée très arrêtée qu'une garde ne doit jamais être blâmée en présence d'un malade. Cette idée est

absurde; car si, par exemple, une élève a fait une
fomentation d'une façon si maladroite que le lit du
malade en ait été trempé, ou si quelque chose a été
mal fait pour un malade, ou si une médication a été
entièrement oubliée, la cheftaine doit attirer là-dessus
*l'attention de la garde-malade, même en présence du
malade,* et s'assurer que la faute soit réparée. Je ne
veux pas dire qu'elle doive gronder l'élève, mais
elle doit relever de suite sa faute et laisser au malade
la satisfaction de sentir qu'il peut compter sur l'attention et la justice de la cheftaine aussi longtemps
qu'il est dans son service. J'ai vu des gardes-malades,
ayant des idées ridicules à ce sujet, avoir un accès
de bouderie, se retirer en pleurs ou répondre assez
malhonnêtement à la cheftaine, parce que celle-ci
s'était vue forcée de les reprendre sévèrement
devant un malade. Il ne leur venait pas à l'idée que
si la cheftaine a le devoir de les soutenir quand
elles ont raison, elle ne doit en aucune façon les
soutenir lorsqu'elles ont tort.

Une cheftaine ne doit pas blâmer des aides devant
les malades pour des fautes dont ceux-ci se plaignent à tort; elle doit, en tout cas, se rendre compte
si la plainte est vraiment fondée, et, si elle ne l'est
pas, réprimander sévèrement le malade; mais il
faut qu'elle explique clairement à ses aides, dès le
début, *qu'elle a le droit de leur parler quand et où elle
veut et dès qu'elle en voit la nécessité.*

Il faut plus de courage moral qu'on ne le pense
en général pour être une bonne cheftaine; mais le

but principal d'une cheftaine est d'inspirer, à ses aides comme à ses malades, une grande confiance en sa justice; elle n'y réussira pas si elle semble ignorer, en apparence, ce qu'elle *sent être* une vraie raison de plainte. L'expérience lui prouvera que les malades sont, en général, lents à se plaindre, à moins d'être excités d'une manière continuelle ou d'être affligés d'un caractère très irritable. Ils se plaindront rarement sans motif et même, dans les cas où ils pourraient se plaindre, ils s'en abstiennent le plus souvent, alléguant, si une enquête est faite, qu'ils ne veulent pas causer d'ennuis à leur garde-malade. Il faut que la cheftaine soit parfaitement juste vis à-vis des malades comme des gardes-malades et essaie de faire comprendre aux deux parties que tel est bien son désir.

Une autre question dont la cheftaine doit se préoccuper, c'est de décider si on peut permettre aux patients de se lever une ou deux heures le matin pour aider au travail journalier des salles. Les gardes-malades veillent en général très scrupuleusement à ce que leurs malades restent au lit, *lorsqu'il leur est défendu de se lever;* mais beaucoup de gardes pensent que dès qu'un malade obtient la permission de se lever une heure ou deux heures, il peut tout aussi bien les aider, comme le font ceux qui se lèvent la moitié du jour et qui sont assez forts pour cette tâche. Je ne peux pas dire qu'il existe des gardes-malades assez peu délicates pour exiger que les malades exécutent ce qu'ils n'ont pas la force de faire ; mais des cheftaines expérimentées se rendent compte que beaucoup de leurs élèves sont disposées à l'insouciance à cet égard ; elles demandent souvent à un malade de se lever, en cédant à son fréquent désir de faire plus qu'il n'est bon pour lui, dès que le docteur a donné la permission qu'il se lève *un peu*. Dans certains cas, il peut n'y avoir aucun inconvénient, mais pour assurer un jugement plus attentif, la cheftaine devra exiger que la garde-malade demande son autorisation, dans chaque cas particulier, avant que le malade soit autorisé à se lever longtemps et à aider.

Les amusements des patients, adaptés naturellement à leurs goûts et à leur condition sociale, sont aussi des questions qui doivent attirer l'attention de la cheftaine et auxquelles elle doit encourager ses aides à s'intéresser elles-mêmes. Beaucoup de malades aiment la lecture, mais ils attendront probablement qu'on leur propose un livre. Il vaut bien la peine de se donner un peu de mal pour s'assurer qu'un malade capable de lire ait le genre de livre qui lui convient. D'autres malades aiment à jouer aux dames, aux dominos et à d'autres jeux de ce genre. Les femmes préfèrent coudre (si la nature de leur maladie ne le leur défend pas), mais il faut souvent leur proposer un ouvrage et en même temps s'enquérir aimablement si elles veulent vraiment s'occuper. On doit s'efforcer de faire passer les longues heures de maladie aussi agréablement que possible, et cela ne se fait pas sans que la

cheftaine et ses aides se donnent de la peine. Les
journées sont bien monotones pour ceux dont la
guérison est très lente, qui le savent, et qui comptent déjà plusieurs semaines d'hôpital; aussi un
visiteur sera-t-il reçu avec joie; sa présence produit
l'effet bienfaisant d'un souffle d'air pur à ceux qui
sont las de l'atmosphère de l'hôpital. Les malades
trouvent un grand plaisir à causer avec quelqu'un
qui a le temps et la patience de les écouter et
qui peut leur parler de quelque chose de nouveau.
Les cheftaines devraient se rendre compte de
l'importance *de la variété* dans l'entourage « moral »
de leurs malades et s'efforcer de leur procurer
autant de distractions que cela leur est possible.

Et pourtant! les visiteurs de dortoirs qui ne sont
pas de « la bonne espèce » abusent parfois singulièrement de la patience d'une cheftaine et ne font
qu'augmenter terriblement ses anxiétés par leur
manque de tact. La cheftaine doit s'assurer que
tous les visiteurs, quels qu'ils soient, soient reçus
avec courtoisie à leur entrée dans les salles et qu'il
est important que les étrangers reçoivent une bonne
impression et soient mis au courant des désirs des
malades; c'est un devoir des plus importants du
poste de cheftaine; elle ne devra pas le perdre de vue.

Le bon résultat d'une visite dépend en grande
partie de la cheftaine, quoiqu'il y ait certainement
des personnes si dépourvues de tact et si impropres
à la tâche qu'elles ont entreprise, que rien ne peut
rendre leur visite bienfaisante.

Une cheftaine expérimentée s'aperçoit tout de suite si le visiteur ou la visiteuse est vraiment désireux d'accomplir sa tâche d'une manière aimable et active, ou bien si ces visites n'ont été entreprises qu'accidentellement et pour le plaisir de la nouveauté. En tout cas, le visiteur ne devra pas être jugé à sa première visite ni découragé au début de sa tâche qui, au premier moment, doit lui paraître difficile.

Il vaut mieux que la cheftaine explique franchement à toute nouvelle visiteuse dans quelles conditions sa visite peut être bien accueillie. Si cette visiteuse a le tact de comprendre que, dès l'entrée d'un docteur dans le dortoir, « l'étiquette hospitalière » exige qu'elle le quitte aussitôt, cette visiteuse n'aurait pas besoin de se faire répéter une chose si simple, la cheftaine devrait lui indiquer seulement où elle doit se retirer pendant cette interruption qui sera de courte durée, car pendant les « jours et heures de visite » les docteurs ne font généralement que de rapides apparitions dans les salles.

On devrait aussi faire comprendre aux visiteurs quels sont les rapports qu'ils doivent avoir avec la cheftaine, et cela pour rendre service à ceux qui, remplis de bonnes intentions, ne savent pourtant pas se rendre parfaitement utiles dans des condition si nouvelles pour eux. J'éprouve une réelle sympathie pour la cheftaine qui, au milieu de ses occupations si diverses, est importunée tout un après-midi par une visiteuse obséquieuse ; mais j'ai aussi de bonnes raisons pour déplorer le manque de cette perspicacité qui devrait permettre à une cheftaine de se mettre, pour ainsi dire, à la place d'une étrangère ; elle ne peut s'attendre à ce qu'une personne si peu familiarisée avec la vie hospitalière en comprenne toutes les nuances ; la visiteuse est, dans ce cas, ignorante plutôt que négligente des soucis et des difficultés qu'une cheftaine rencontre à chaque pas. « J'aimerais tant Mlle X... si elle vou lait seulement consacrer tout son temps aux malades, au lieu de tant s'occuper de moi, » disait une fois une cheftaine spirituelle et très occupée, et je ne doute pas que ce sentiment ne trouve beaucoup d'échos parmi d'autres cheftaines.

Si la cheftaine est libre au moment où la visi- teuse paraît, elle doit l'accueillir elle-même avec cordialité et lui raconter tout ce qui peut l'inté- resser concernant telle ou telle malade qu'elle con- naît ou qu'elle va voir ; mais, ceci fait, et après avoir constaté que la visiteuse s'occupe des malades, la cheftaine a vraiment bien rempli son devoir. Si, au contraire, elle est occupée au moment de l'en- trée de la visiteuse, une de ses aides ira à sa ren- contre et la recevra gracieusement ; et lorsque la cheftaine sera libre, elle ira alors s'entretenir quel- ques instants avec elle. Il arrive également que, dans les dortoirs très remplis, la cheftaine soit occupée tout l'après-midi ; la visiteuse ne peut s'en froisser ni la cheftaine s'en préoccuper, si elle a habitué ses aides à la remplacer. A la prochaine occasion, la cheftaine doit, certainement, tâcher de s'occuper un peu plus de la visiteuse, tout en n'hésitant pas, si cela est nécessaire, de lui dire qu'elle est plus occupée qu'elle n'en a l'air et qu'elle a des devoirs qu'elle n'a pas encore pu remplir.

Le point principal, c'est que les rapports entre la cheftaine et les visiteurs réguliers soient nets et bien établis. Il faut que la visiteuse se sente libre de mentionner les petites difficultés qu'elle rencontre ou les plaintes qui lui ont été murmurées à l'oreille, sans craindre d'offenser ou de faire de la peine à la cheftaine. Souvent un mot d'explication suffira à aplanir bien des difficultés. Il vaut mieux que tout soit rapporté à la cheftaine, plutôt que de laisser une idée fausse se répandre, en dehors de l'hôpital, ce qui arrive infailliblement si la cheftaine est inabordable. D'un autre côté, il est peu de cheftaines qui n'éprouvent une profonde joie à posséder une amie véritable pour leurs malades, une amie toujours prête à les aider, capable de les remplacer dans une foule de détails dont elles ne peuvent s'occuper elles-mêmes. Bien des cas de détresses poignantes ont été soulagées par la dame-visiteuse, bien des heures sombres ont été égayées par les horizons nouveaux qu'elle a ouverts à ceux qui sont couchés depuis tant de longues semaines sans que personne les ait aidés à sortir de leurs idées noires, de leurs soucis et de leur tristesse. Une cheftaine qui éprouve un amour vraiment maternel

pour ses malades sera heureuse de voir les figures
s'illuminer à l'entrée de la visiteuse populaire et
aimée ; elle fera tout son possible pour leur procurer
ce plaisir et ce soulagement, même si cette distrac-
tion lui donne, à elle, plus de peine qu'on ne le
croirait. Les circonstances exigeant que l'attention
et le temps de la cheftaine soient entièrement consa-
crés à la visiteuse pendant une grande partie de
l'après-midi ne peuvent être que très exceptionnelles
et toutes deux, cheftaine et visiteuse, doivent apprendre à en être convaincues. Une visiteuse réfléchie trouverait fort étrange de voir sa visite à la
salle considérée comme une politesse à la cheftaine,
laquelle a des devoirs importants à remplir. Sans
négliger la courtoisie dont toutes deux sont dignes,
une compréhension plus juste des relations de la
cheftaine avec ses visiteuses simplifierait bien des
choses.

Enfin, comme je l'ai dit plus haut, il n'y a pas de
limites aux exigences des malades ; la plupart ont
besoin et acceptent avec reconnaissance tout le
secours, toute l'aide, tout le réconfort que la cheftaine est à même de leur procurer.

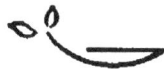

CHAPITRE VII

Cheftaines de nuit.
Détails finaux.

Je n'ai pas encore parlé du service de nuit, ni des rapports qui doivent exister entre les cheftaines de jour et les cheftaines de nuit.

Il est important de constater les points de ressemblance et de dissemblance qui existent dans le travail assigné à chacune d'elles et de constater aussi la nécessité d'une entente mutuelle. Il n'y a rien dans la nature de leurs travaux respectifs qui puisse engendrer la rivalité. Les malentendus qui peuvent se produire, doivent être scrupuleusement écartés pour le bien de l'œuvre commune, qui en souffrirait nécessairement.

Le but de la cheftaine de nuit est d'aider celles de jour en exerçant sa surveillance sur les malades et sur les gardes-malades qu'une seule cheftaine *ne peut surveiller nuit et jour*. Il faut, heureusement, une attention moins soutenue de nuit que de jour;

c'est pour cela qu'il n'y a qu'*une cheftaine* qui veille la nuit, tandis que chaque grand service a la sienne pendant le jour; mais ce fait même peut être une source de difficultés si la cheftaine de nuit a la tendance de se mêler de tout; néanmoins, une lourde responsabilité pesant sur elle, elle ne doit pas hésiter à exercer son autorité si les exigences du service le réclament.

Il fut un temps où il suffisait d'être une personne consciencieuse pour être jugée suffisamment instruite pour se promener à travers l'hôpital comme surintendante de nuit, le principal devoir attaché à ce poste étant de voir si les veilleuses étaient éveillées et attentives à leur service et n'erraient pas dans le bâtiment en négligeant complètement les malades. On considérait alors comme superflu la connaissance des soins à donner, qui aurait rendu la cheftaine de nuit capable de juger de l'état du malade et de se former une idée juste de la manière dont les différents ordres donnés dans chaque salle étaient exécutés.

De nos jours, les choses ont complètement changé, et bien que la cheftaine de nuit soit encore responsable de la bonne conduite des veilleuses et de l'ordre dans les salles, cela est devenu un devoir accessoire, dont elle s'acquitte naturellement, tout en s'occupant des malades. La mesure dans laquelle elle sera capable d'accomplir ses devoirs, dépend beaucoup de la clarté des instructions que lui laissent les cheftaines de jour pour la guider, comme aussi de ses propres capacités. Le bien-être des malades dépendra naturellement des dispositions des deux cheftaines à se faciliter réciproquement l'accomplissement de leurs devoirs.

Chaque cheftaine de jour doit se rappeler qu'elle ne peut pas comprendre les difficultés du service de nuit si elle ne les a pas traversées elle-même. La cheftaine de nuit doit se rendre compte de l'état actuel des malades souvent avec des connaissances incomplètes de ce qui s'est passé antérieurement. Ce n'est pas assez de savoir qu'un patient est très malade, cet état pouvant être visible même pour un œil inexpérimenté ; mais il faut se poser cette question : « Est-il plus mal qu'il ne l'a été dans la journée, ou qu'il ne l'était quand le docteur l'a vu ? » et : « Doit-on appeler l'interne ? » ou bien : « Quelles instructions la cheftaine de jour a-t-elle laissées concernant le traitement à suivre, en supposant qu'une aggravation soit prévue et qu'elle se produise ? » La cheftaine de jour a certainement beaucoup plus d'occasions que celle de nuit de recueillir les opinions des docteurs et de se rendre compte de leurs désirs, et peut donc faciliter la tâche de la veilleuse en chef. Certaines cheftaines de jour pensent que, comme la cheftaine de nuit est responsable de beaucoup de salles, il n'est pas possible qu'elle puisse faire attention à tous les patients et, à cause de cela, elle ne se donne pas la peine de lui laisser autre chose que des instructions superficielles. C'est agir injustement vis-à-vis des

malades et vis-à-vis de la cheftaine de nuit. Plus
les conditions dans lesquelles cette dernière est
appelée à agir sont difficiles, plus la nécessité de
lui procurer toute aide possible est grande, et il ne
faut pas douter de l'intérêt que doit porter une
cheftaine de nuit aux malades, si elle n'a pas
eu l'occasion de le montrer. Le dortoir est, pour
ainsi dire, la propriété de la cheftaine de jour
et, bien qu'elle soit remplacée pendant quelques
heures par la cheftaine de nuit, l'influence de son
administration reste néanmoins prépondérante.
Nous pouvons prédire avec certitude que le groupe
de salles où la cheftaine de nuit rencontrera le
moins de difficultés dans l'exercice de ses fonctions,
est certainement celui où la cheftaine de jour aura
fait preuve d'une bonne administration. Il est inutile et maladroit de créer des difficultés et surtout
de ne prendre aucune peine pour s'efforcer de les
atténuer. Une bonne garde-malade est dressée à
faciliter à une autre garde-malade qui doit lui succéder tous les soins à donner à un malade; elle
doit lui remettre un rapport détaillé des symptômes
et des besoins de ce malade, afin qu'il ne s'aperçoive jamais du changement de personnel.

Si cette règle doit être appliquée à un seul
malade par celles qui en sont responsables, combien plus grand encore est le devoir de celles qui
ont un si grand nombre d'hospitalisés sous leur
surveillance. Le bon exemple de la cheftaine agira
naturellement sur la conduite de ses élèves. Elle

doit laisser tous les ordres nécessaires et donner clairement à ses gardes-malades de nuit les instructions concernant les malades. Dès que celles-ci éprouveront la moindre difficulté ou auront besoin de nouvelles instructions, elles devront de suite recourir à la cheftaine de nuit. C'est leur devoir de rendre compte de ce qui s'est passé à la cheftaine de nuit et à celle de jour. Ce point étant une fois bien entendu et mis en pratique par chaque cheftaine respective, l'harmonie du travail en résultera partout.

La cheftaine de nuit doit beaucoup réfléchir avant de donner des ordres qui pourraient contrecarrer ceux qu'a laissés la cheftaine de jour touchant le travail de la salle, et elle ne doit s'en mêler qu'en cas de nécessité absolue. Si cette nécessité se présente, il faut que la cheftaine de nuit saisisse la première occasion pour expliquer à la cheftaine de jour de cette salle ce qu'elle s'est cru obligée de faire, car c'est souvent sur de tels incidents que reposent bien des malentendus et bien des froissements.

En résumé, l'absence de susceptibilité et une explication franche et prompte des deux côtés, lorsque cela devient nécessaire, sont les points importants à retenir ; et c'est seulement en se conformant ici à « l'esprit plus qu'à la lettre » que nous obtiendrons un bon résultat.

Quand je dis que la cheftaine de nuit ne doit pas se mêler de ce qui regarde les désirs d'une cheftaine de jour en ce qui concerne le travail d'une salle, je ne veux parler, naturellement, que des arrangements individuels, car toute cheftaine est tenue de faire observer les règles générales de l'hôpital auquel elle est attachée. Par exemple, la cheftaine de nuit doit insister pour qu'aucun déjeuner ne soit servi avant six heures du matin aux malades, bien qu'il soit permis de préparer d'avance les plateaux, afin qu'ils soient tout prêts à être distribués au moment où la pendule sonne l'heure. Toute infraction à ces règles tolérée par la cheftaine de nuit ne peut être considérée comme un acte consciencieux de sa part.

La chaleur et la ventilation des salles doivent aussi attirer l'attention de la cheftaine de nuit, et comme l'aération du linge se fait dans les vestibules qui séparent les dortoirs les uns des autres, elle doit s'assurer que les gardes-malades y font attention et qu'elles mettent les garde-feu, afin d'éviter toute possibilité d'accident.

Une bonne cheftaine de nuit peut se rendre utile partout. Elle fera tous ses efforts pour se procurer toutes les instructions qu'ont laissées les docteurs quant à leurs désirs touchant les *cas spéciaux*, afin de ne pas être obligée de les appeler de nuit à son secours ; mais, naturellement, elle ne doit pas hésiter à déranger les internes si elle en reconnaît la nécessité pour les malades, sinon ce ne serait pas juste envers les patients ni loyal envers les docteurs, qui ne pourraient plus avoir aucune confiance

dans la cheftaine de nuit. Il y a une grande différence dans le fait d'être réveillé pour un cas urgent
ou d'être appelé simplement pour répondre à une
question qui aurait pu être posée auparavant.

La question de savoir s'il faut oui ou non
réveiller un interne est un sujet de grande per-
plexité pour une cheftaine de nuit. Les besoins des
patients doivent passer avant toute autre considération, mais il faut pourtant avoir tous les égards
possibles pour le corps médical.

L'expérience sérieuse qu'acquiert toute cheftaine
de nuit en voyant une si grande variété de cas et de
différents traitements est une des compensations à
l'angoisse perpétuelle qui attend toute personne
chargée de ce poste de confiance. Elle ne peut pas
connaître chaque cas particulier aussi bien que la
cheftaine de jour; le nombre des patients et les circonstances sous lesquelles elle les voit s'y opposent,
mais il est merveilleux de voir combien une cheftaine de nuit intelligente apprend de choses sur
chaque cas et sur le caractère de chaque malade, si
elle s'intéresse vraiment à eux et à son travail et si
elle sait comment obtenir ses informations des
élèves présentes.

Si la cheftaine de nuit reconnaît qu'elle doit
seconder les cheftaines de jour (tout en conservant
son autorité quand cela est utile), son « rapport de
nuit » sur chaque cas particulier sera très apprécié
par celles-ci. Une entente parfaite doit régner entre
elles et la détermination très ferme des deux côtés

de remplir (autant que la nature de leur travail le leur permet) les devoirs qui sont assignés à chacune d'elles. Aucun sentiment d'antagonisme ne doit s'y mêler, ni aversion pour la cheftaine de nuit, ni amitié spéciale pour elle, ne doivent autoriser une cheftaine de jour à négliger les règlements et à rester dans sa salle après dix heures du soir.

Dès qu'une cheftaine met ces règlements de côté, sans causes réelles, elle perd son autorité sur ses inférieures, car il lui est impossible de leur demander de suivre pour des motifs de conscience les règles générales, si dans sa propre conduite elle ne tient pas compte de ces mêmes motifs. Il est vrai que la somme de travail est souvent si considérable, que bien des exceptions sont obligatoires de temps en temps. Ainsi, au London Hospital, la tâche de chaque cheftaine de nuit est trop lourde pour qu'elle puisse comme une cheftaine de jour suivre les internes dans leur ronde dans les salles. Il ne faut pas qu'elle s'attende à ce que la cheftaine de jour disparaisse de sa propre salle dès qu'elle-même y arrive, ni qu'elle essaie de prendre sa place sous prétexte de l'aider.

Si le travail n'a pu être terminé pour une cause ou pour une autre en temps voulu, cela prouve que *le travail de jour n'est pas fini* et cela ne veut pas dire qu'il doive changer de mains parce que la pendule sonne.

D'un autre côté, être toujours en retard est une habitude détestable pour une cheftaine de jour et cela ne doit pas être toléré. C'est là une cause de confusion, puisque, en général, les cheftaines de jour quittent leurs salles quand la cheftaine de nuit prend son service. Les heures de travail d'une cheftaine de jour sont suffisamment longues et, d'autre part, l'irrégularité est toujours très fâcheuse, excepté dans des cas de nécessité absolue.

Les devoirs attachés au poste de cheftaine de nuit se rapportant aux arrangements domestiques du travail des veilleuses, étendent considérablement les limites de son influence et offrent une précieuse occasion d'expérience administrative à toute cheftaine qui ambitionne dans l'avenir le poste de directrice d'hôpital. La régularité et la discipline générale des membres de l'École dépendent de l'accomplissement consciencieux et utile de cette partie des devoirs d'une cheftaine de nuit.

Il est nécessaire que, de même que les cheftaines de nuit, celles de jour soient pénétrées du principe qu'il ne leur appartient pas de faire des exceptions aux règles établies, à moins d'avoir de bonnes raisons, et encore, dans ce cas, elles ne devront jamais omettre d'en aviser la directrice. Tout relâchement en matière de ponctualité et de régularité aux repas devient facilement contagieux (tous ceux qui en ont fait une courte expérience le savent), et il est fâcheux de mal appliquer un excellent système.

Deux années de dressage sérieux dans une école de gardes-malades doivent ou devraient faire plus que transformer une élève en garde-malade capable. La

régularité du genre de vie, l'habitude de travailler
avec les autres et *pour* les autres, le fait de se considérer soi-même et d'être considérée comme faisant
partie d'un tout, coopérant à la même œuvre, l'importance d'exécuter avec soin la tâche qui nous est
confiée non seulement pour soi, mais parce que
toute omission serait une entrave pour les autres,
tous ces détails sont d'une importance capitale pour
l'éducation d'une bonne garde-malade. Il n'est pas
juste que la plus petite négligence fasse perdre un
de ces avantages à celles qui ne sont pas encore
capables d'en comprendre toute la valeur. Les nouvelles venues s'imaginent souvent que leurs idées
sont plus importantes que la stricte observation des
règles de l'hôpital, et elles pensent qu'une excuse
peut suffire amplement à réparer une irrégularité.
Le plus vite on les détrompera, le mieux cela
vaudra. Cette excuse est évidemment due à une
faute de service, mais cela ne la rend pas justifiable,
et c'est un point dont les nouvelles venues ont
grand besoin de se pénétrer. Quand on leur aura
enseigné, dès le début, quelle est leur responsabilité, dans une certaine mesure, elles comprendront mieux le principe général que nous indiquons
ici, et ce principe pourra leur rendre probablement bien des services même en dehors de la vie
hospitalière.

Je ne voudrais pas faire croire que la responsabilité de tous ces détails repose sur la cheftaine de nuit, cela serait dépasser la vérité; cepen-

dant une grande part de cette responsabilité lui
incombe.

La surveillance des déjeuners et soupers des
gardes-malades de jour, celle des dîners des veilleuses, qui regarde la cheftaine de nuit, la met en
contact avec presque tous les membres de l'École.
Cette surveillance devrait être sévère, mais bienveillante. Il est inutile d'ajouter qu'aucun favoritisme ne doit s'y mêler; naturellement l'amabilité
et les égards sont dus à chaque personne, mais
une obéissance à la règle doit aussi être exigée de
toutes également. La faiblesse ou la rudesse bruyante
sont incompatibles avec la vraie bonté, quoique la
faiblesse n'en ait pas toujours l'air. Une résistance
douce et ferme pour faire observer les règlements
rend seule l'indulgence possible, quand elle est
désirable, sans que cette exception nuise à la discipline générale.

Les fautes dans lesquelles les cheftaines de nuit
tombent facilement, et contre lesquelles toute nouvelle venue à ce poste doit être mise en garde sont :
les conversations oiseuses et le favoritisme, deux
graves défauts qui compromettent sérieusement
l'influence et le respect auxquels elles ont droit.
Elles ont encore d'autres tentations; par exemple,
celle d'omettre de rapporter à leurs chefs les irrégularités commises (qu'elles n'ont aucun droit de
laisser passer sous silence) de peur de se rendre
moins populaires. Des faiblesses de ce genre finissent toujours par être découvertes, souvent même

très rapidement, et une cheftaine de nuit en qui on ne peut avoir confiance et qui, au lieu d'être utile, peut faire du mal dans un hôpital, ne doit pas être maintenue à son poste si la Directrice découvre ses infidélités.

Bien des cheftaines de nuit, tout en ayant le désir de remplir leurs devoirs, contractent la mauvaise habitude des conversations oiseuses. Pendant sa ronde, la cheftaine, naturellement, a l'occasion d'entendre beaucoup de choses!... et il faut que tout en écoutant ce qu'on lui dit en bien ou en mal, elle sache inspirer confiance aux élèves pour que celles-ci soient persuadées que rien de ce qu'elle a entendu ne sera répété. Il y a d'autres cheftaines, au contraire, qui encouragent ces commérages par leur manière de recevoir les confidences, par leur empressement à poser des questions inutiles, par leur désir manifeste de voir et d'entendre quelque chose de nouveau. Les caractères se révèlent ainsi d'eux-mêmes peu à peu et la cheftaine verra sa discrétion appréciée à sa juste valeur ou son penchant au bavardage deviné et elle-même jugée en conséquence.

Les cheftaines de nuit devraient éviter de former trop rapidement des amitiés avec des gardes-malades diplômées et les élèves qui sont sous leur surveillance, car, en agissant ainsi, non seulement elles peuvent gâter leurs inférieures, mais être aussi taxées de favoritisme et diminuer l'influence qu'elles devraient acquérir sur celles qui sont sous leurs ordres. Si on apprend qu'une ancienne élève est constamment (autant que les exigences du service le permettent) dans la chambre d'une cheftaine ou que la cheftaine est toujours avec cette élève, cela ne causera pas seulement du mécontentement, mais cela arrêtera tout désir que peuvent avoir les autres de demander aide et conseil à la cheftaine, cela empêchera aussi ses subordonnées d'avoir le sentiment qu'elle est l'amie de toutes.

Personne ne supposera que j'aie l'intention de décourager un sentiment de réelle amitié, mais je trouve que la manifestation de ce sentiment doit rester dans des limites ordinaires et raisonnables et ne pas intervenir avec les devoirs d'une cheftaine de nuit.

Ces défauts dont je viens de parler ne sont pas spéciaux aux cheftaines de nuit, mais l'expérience a cependant démontré qu'ils leur sont plus particuliers qu'à la majorité des cheftaines de jour. Cela s'explique peut-être en partie par le fait que leurs devoirs les mettent en rapport plus direct avec un grand nombre de personnes. Comme toutes les veilleuses quittent le service à la même heure que la cheftaine de nuit, il y a aussi plus d'occasions pour les faiblesses de se changer en véritables habitudes; mais quelle qu'en soit la cause, une femme consciencieuse arrivée à ce haut grade devra se tenir sur ses gardes contre ces erreurs qui, malheureusement, ont souvent entravé l'œuvre de leurs devancières.

Les occasions qui s'offrent à toute cheftaine d'aider les veilleuses sont bien plus nombreuses qu'on ne se l'imagine au premier abord. Il y a certaines nuits où une cheftaine a à peine un instant de répit; on la réclame de tous les côtés à la fois et elle sera souvent obligée de faire une ronde rapide dans certaines salles, afin d'avoir plus de temps pour pouvoir porter son secours ailleurs. Par contre, il y a aussi beaucoup de nuits où l'hôpital est comparativement calme et où elle peut faire ses rondes régulières sans trouver de questions urgentes ou imprévues à trancher, où elle a le temps de causer avec presque chacune des veilleuses sur des sujets ne concernant pas toujours les malades. Elle doit regarder comme un devoir formel de s'intéresser au bien-être de ses aides, prenant un intérêt particulier aux progrès que les élèves ont pu faire depuis leur entrée à l'hôpital. L'attention qu'elle apporte à ce devoir ne peut pas être régulière, naturellement, mais elle doit y attacher une très très grande importance. Le *devoir* de montrer de l'intérêt et de donner des avis judicieux est le principe qui doit dominer chez elle, toutes les fois que l'occasion s'en présente.

Si l'élève n'est pas surveillée très attentivement par la cheftaine, elle perdra beaucoup de temps précieux, soit par paresse à développer ses facultés, soit par ignorance à employer ce temps. Il ne faut perdre aucune occasion d'enseigner à l'élève comment elle peut profiter de ses facultés. Les *cas spéciaux* laissent des loisirs à la veilleuse et une partie de ses heures de veille peuvent être employées à lire, à écrire des lettres, à coudre, mais pas *tout son temps*. Certaines gardes-malades semblent croire que lorsqu'elles ont pourvu aux soins de leur malade dont l'état nécessite encore une veilleuse, il ne reste plus rien à faire. Elles oublient qu'elles sont encore en service et qu'elles doivent, par conséquent, employer la plupart des loisirs que leur laisse la surveillance des malades à en faire bénéficier l'hôpital plus qu'elle-même. Si aucun travail pressant pour l'hôpital ne la réclame, elle fera bien d'employer les moindres instants de liberté à étudier des questions qu'il est nécessaire pour toute garde-malade de connaître à fond. Les cheftaines de nuit et de jour ne peuvent laisser échapper aucune occasion d'inculquer ce principe à leurs élèves, et quand toutes en seront imbues, leur temps sera mieux employé et elles auront fait un nouveau pas vers cet idéal que nous poursuivons.

En général, les cheftaines de nuit n'ont guère de temps pour répondre aux nombreuses questions qu'elles doivent encourager les élèves à leur poser, touchant le travail d'hôpital. Ceci peut au premier moment paraître absurde, et pourtant il y a bien des nuits où cette vérité est facile à comprendre. C'est en général une mauvaise note pour celles qui ont tout à apprendre quand elles ne posent plus de questions. Les cheftaines de nuit et de jour doivent faire sentir à leurs élèves que ce manque d'intérêt

pour l'œuvre est funeste ; elles doivent aussi encourager leurs élèves diplômées dans cette bonne voie,
car ce serait une grande illusion de croire que
parce qu'elles ont obtenu leur diplôme elles ont
tout appris.

Une cheftaine de nuit a bien des occasions d'aider
les veilleuses dans une foule de circonstances,
même en dehors de ce que nous appelons leur éducation de garde-malade. Si une cheftaine veut prêter
une oreille patiente à toutes les plaintes, à toutes
les difficultés, si petites qu'elles semblent, mais si
grandes qu'elles sont par l'importance que chaque
élève leur donne, elle peut vraiment leur faire du
bien et les encourager. J'ai souvent observé de l'in-
décision chez certaines cheftaines quant à la ligne
de conduite à suivre au sujet des confidences qui
leur sont faites, surtout si ces confidences impli-
quent un blâme sur une autre cheftaine. Elles le
regrettent pour l'élève, mais dans leur désir d'être
absolument loyales vis-à-vis de leur compagne,
elles se sentent forcées d'arrêter la confidence dans
le début. Elles agissent évidemment dans un bon
esprit, mais je crois qu'elles n'agissent pas sage-
ment. Si elles se rappelaient combien de temps il
leur a fallu pour embrasser l'œuvre dans son
ensemble au lieu de ne la considérer qu'à leur
propre point de vue, elles paraîtraient moins étonnées des difficultés que chaque élève est obligée de
surmonter avant d'atteindre le même but. Si une
bonne cheftaine permettait à une élève de conter à

son oreille compatissante toutes ses tristesses, elle découvrirait que parfois un sentiment d'injustice se cache au fond de cette tristesse, dont la cause ne provient pas toujours du refus même de la faveur demandée ou de l'observation qui lui a été faite. Grâce à sa grande expérience acquise à l'hôpital, il est probable que la cheftaine présentera la chose à l'élève sous un jour auquel celle-là n'aurait jamais pensé. Quand elle lui aura expliqué ce qu'est cette soi-disant injustice, je suis sûre que le grief sera vite oublié. Bien que cela ne se présente peut-être pas souvent, il peut arriver que la cheftaine trouve la cheftaine de jour à blâmer, tout en étant obligée de trouver une excuse apparente pour elle. En tout cas, c'est en sympathisant avec la personne attristée qu'elle doit saisir l'occasion de graver dans son esprit l'importance qu'il y a *pour elle* de supporter avec patience son chagrin, tout en n'abandonnant pas son principe de loyauté si difficile à maintenir dans certains cas. Les cheftaines devraient avoir assez de confiance dans la loyauté de leurs élèves pour pouvoir entendre leurs doléances vis-à-vis des autres cheftaines, même quand elles leur paraissent injustes, sans craindre que cela soit répété à d'autres et puisse faire tort aux cheftaines incriminées. «Bienheureux ceux qui procurent la paix.» Ce beau texte doit certainement se graver dans la mémoire, dans le cœur et dans l'esprit de toute cheftaine d'hôpital, qui, dans la route qu'elle est appelée à suivre, trouvera tant d'occasions de le

mettre en pratique. Avant de pouvoir procurer cette
paix, il faut qu'elle écoute les « pourquoi » et les
« comment », même au prix d'un grand sacrifice de
patience. La difficulté de se former un jugement
peut lui causer beaucoup d'anxiété, mais si son
cœur est réellement rempli de bonté et de charité,
elle ne doit pas redouter de faire du mal à autrui
en écoutant les confidences qui lui sont confiées. Les
élèves doivent pouvoir parler franchement de leurs
ennuis, de leurs différends, réels ou imaginaires, à
une cheftaine intelligente plutôt qu'à leurs compagnes aussi inexpérimentées qu'elles. De son côté,
une cheftaine respectera ces confidences, à moins
qu'un devoir impérieux *ne l'oblige* à en parler.

Aucune cheftaine ne peut permettre à ses subordonnées de critiquer les autres cheftaines devant
elle ou même d'exprimer une opinion défavorable
à leur égard. A mon avis, il y a une grande différence entre le fait d'écouter le récit d'incidents réels
pour jeter un blâme ou non sur une cheftaine ou
de tolérer une discussion sur les mérites de ces cheftaines en omettant le point principal de la discussion. La louange et l'admiration du caractère ou du
travail d'une cheftaine, si le sentiment en est sincère, n'ont jamais besoin d'être arrêtés, puisque
cela ne peut faire de mal à personne; mais, dans
d'autres cas, le silence vaut mieux. Une cheftaine
ne demandera jamais à une élève si elle aime une
autre cheftaine et n'encouragera pas les commérages. Cependant, elle doit éviter de louer ce qui

n'est pas louable, sans qu'il soit utile de dire tout
ce qu'elle pense en sens contraire.

L'expérience montrera à une cheftaine qui cherche vraiment à faire le bien et à faire son ouvrage le
mieux possible, que ses difficultés et ses perplexités
diminueront graduellement tout en travaillant et
que son influence ne fera qu'augmenter. Le chemin
serait souvent aplani pour les nouvelles venues, si
une cheftaine avait un peu plus de patience pour
supporter les défauts qui paraissent souvent déraisonnables à celles qui les ont surmontés. Une
commençante sera peut-être indignée si on ne lui
accorde pas une faveur qui lui paraît légitime; elle
se sentira spécialement blessée par ce refus si le con-
sentement avait pu être donné sans que son travail
en souffrît. Une explication de sa cheftaine, lui
démontrant que vis-à-vis des autres il ne serait pas
juste d'accéder à sa demande, lui ouvrira parfois de
nouveaux horizons. Une remontrance douce, mais
ferme, qui prouvera à ses élèves qu'elles ne sont
pas à même de juger elles-mêmes de ces questions,
portera souvent de très bons fruits. Mais, malgré
l'évidence de ce principe, peu d'élèves l'acceptent
avant d'avoir clairement compris le but. Il est
curieux de voir combien nous avons besoin qu'on
nous montre et qu'on nous aide à nous souvenir
des choses que nous devrions connaître et faire
toutes seules.

Il est inutile d'ajouter qu'avant qu'une cheftaine
puisse avoir de l'influence sur les autres, dans

n'importe quelle direction, elle doit commencer par affirmer *par son exemple* les préceptes qu'elle donne.

Il y a des occasions où ses avis pourront passer inaperçus, mais elle serait peut-être plus encouragée si elle s'apercevait de l'effet réel qu'aurait inconsciemment produit son exemple.

Si la cheftaine essaye d'agir vis-à-vis des autorités de l'hôpital avec la même loyauté qu'elle enseigne à ses élèves et qu'elle exige de ses subordonnées, il est évident que ses services seront bientôt inappréciables; mais l'hôpital pour lequel elle travaille et elle-même auront beaucoup à souffrir, si elle marche dans le sens contraire. Les difficultés de ceux qui commandent sont matériellement très augmentées, si leurs désirs se heurtent toujours à une disposition à la critique ou à une opposition constante aux règlements qui sont faits pour le bien de tous.

Le seul fait de savoir qu'on peut compter sur une loyale obéissance de la part des cheftaines qui sont de véritables aides toujours prêtes à accomplir les désirs exprimés, sera un grand encouragement pour ceux dont émanent les règlements et qui ont certainement le droit de compter sur l'assistance de celles qui desservent l'École.

Une coopération spontanée est naturellement plus efficace que l'obéissance forcée. Les cheftaines dignes d'occuper des postes de confiance ne tarderont pas à se rendre compte de ce qu'on attend d'elles.

Tous ceux qui sont appelés à diriger l'ouvrage

des autres, sur une grande ou petite échelle, devraient comprendre que s'ils ne font pas faire de
progrès à l'œuvre, ils en retardent certainement le
développement. *Si les cheftaines ne suivent pas les*
règles hospitalières à la lettre et dans l'esprit, non
seulement leurs propres services en souffriront, mais
encore le bon fonctionnement de toute l'institution se
trouvera compromis dans une certaine mesure.

Le fait, par exemple, qu'il y a une règle sévère sur
la tenue des élèves en dehors des salles ne doit pas
amener une cheftaine à conclure que parce que
cette règle n'existe pas pour les gardes-malades de
son grade, elle est libre de faire ce qu'elle veut à
cet égard; mais elle doit plutôt considérer que son
instruction a dû lui donner ce calme et ce « déco-
rum » que l'habitude rend un fait naturel.

Si une élève voit une cheftaine parcourir les corridors en riant et en parlant bruyamment, alors
qu'elle serait fortement réprimandée si elle en faisait autant, quel effet cela peut-il produire sur elle?
Les cheftaines ont le droit de voir leurs amies à
toute heure sans l'autorisation que les élèves sont
obligées de demander, parce qu'il est reconnu que
comme cheftaine d'un service cette liberté peut être
accordée sans crainte que le travail en souffre ou
que les règlements de l'hôpital soient enfreints.
Une règle (très exceptionnellement large au London
Hospital concernant les visites) nécessite cependant
un ordre écrit pour l'admission d'amies des élèves
dans la salle où elles sont en service. Que pense-

rons-nous d'une cheftaine qui permet à son élève
de recevoir des amies sans qu'elle présente cet ordre
écrit ou qui est même de connivence avec elle pour
laisser enfreindre cette règle, en permettant aux
amies de cette élève d'obtenir leur entrée dans la
salle par le subterfuge de demander à voir la cheftaine? Elle affaiblit la discipline de l'École et abaisse
immédiatement le niveau moral dans sa salle en
sanctionnant cette faute. En prouvant ainsi qu'elle
n'est pas à la hauteur de ses devoirs, elle se montre
indigne des privilèges de ses fonctions et est
absolument incapable de justifier la confiance qui
lui est accordée.

J'ai choisi ces quelques exemples pour prouver
qu'une nouvelle cheftaine ne peut s'apercevoir que
très lentement de l'influence qu'elle a sur le travail
général de l'institution. Elle peut être portée à considérer d'un point de vue individuel chaque exception qu'on lui demande de faire et oublier que son
département n'est *qu'une partie d'un tout*. Bien
d'autres exemples dans lesquels les cheftaines deviennent dans la pratique les administrateurs des
règles hospitalières, pourraient être cités; mais
chaque cheftaine en découvrira rapidement bien
d'autres que ceux que je viens d'indiquer. Ceux que
j'ai cités ne sont pas d'une importance capitale,
mais ils servent surtout à montrer la manière dont
on peut influer sur le progrès de l'hôpital tout
entier à plusieurs points de vue, et selon la compétence de chaque cheftaine.

Je me suis déjà appesantie, et j'y reviens encore, sur le devoir qui incombe à chaque cheftaine de donner le bon exemple, en recevant très courtoisement chaque visiteur qui entre dans la salle. Quelle que soit la personne qui les accompagne, la cheftaine doit aller à leur rencontre, si elle est libre à ce moment et offrir ses services, qui seront la plupart du temps acceptés avec reconnaissance. Il arrive souvent que les visiteurs se présentent à une heure incommode et qu'ils ne sont ni agréables ni attrayants, mais ils ont droit à un accueil aussi courtois que leur ferait une dame dans son propre salon. Les cheftaines verront qu'il est nécessaire de rappeler constamment leurs subordonnées à l'ordre sur ce point. Une timidité naturelle, jointe à une certaine paresse de faire des frais, empêche fréquemment cette courtoisie.

Je veux dire aussi quelques mots de la considération que les cheftaines doivent avoir les unes pour les autres et de la bienveillance que toute nouvelle cheftaine a le droit d'attendre comme encouragement, comme aide en cas d'urgence et aussi pour prévenir tout malentendu; mais je crois que l'exercice pratique de toutes ces qualités est plus instructif que beaucoup de paroles. J'exprimerai seulement ma sincère satisfaction si tout se passe ainsi; je recommande l'accomplissement de ces devoirs à toutes les cheftaines qui veulent séjourner longtemps à l'École.

J'ai déjà beaucoup parlé des devoirs des cheftaines envers toutes les personnes avec lesquelles elles se trouvent en contact. Je voudrais maintenant amener les cheftaines à penser davantage à elles-mêmes, ce qui est plus difficile qu'on ne le suppose, car certaines cheftaines ne savent pas profiter des occasions qui se présentent à elles de prendre quelques loisirs. Cette erreur provient souvent des meilleures intentions et d'une conception fausse de leurs propres intérêts.

Il en est quelques-unes qui finissent par s'apercevoir qu'elles font infiniment mieux leur travail si elles ont pris quelque repos, mais d'autres ignorent absolument cette nécessité et ne s'arrêtent que lorsqu'elles sont si fatiguées qu'un repos complet s'impose absolument. Quand elles reprennent leur service après un repos prolongé, elles sont tout étonnées de sentir avec quelle facilité elles accomplissent les travaux qui leur paraissaient si fatigants auparavant.

Il est vrai que les exigences de la vie hospitalière mettent de temps en temps les forces de la cheftaine à une rude épreuve ; mais ce fait seul devrait lui apprendre à ménager ses forces et à ne pas les gaspiller inutilement.

Toutes ont besoin de repos à un moment donné, et je dis aussi cela pour toute personne qui accomplit un travail régulier. Je voudrais que les cheftaines des hôpitaux se rendissent compte du devoir de se conserver fraîches et disposes pour leur travail, et qu'elles ne s'imaginent pas qu'il suffise de se reposer périodiquement pour reprendre ensuite leur travail. Même celles qui ont fait l'expérience du surmenage et qui comprennent qu'il y a une limite à tout effort, oublient trop facilement que la même vérité s'applique à tous les grades du personnel hospitalier. Un moment de repos chaque après-midi peut seul renouveler l'énergie dont on a besoin pour l'accomplissement du travail journalier. Un effort constant nous permet de continuer longtemps notre travail, mais si nous sommes très fatiguées, même au prix d'un très grand effort, nous ne pourrons produire *la même qualité* de travail que si nous étions en bonne santé.

Je suis sûre que lorsque les cheftaines se rendront mieux compte des divers devoirs que leur impose leur travail, elles reconnaîtront que pour parvenir à les accomplir, elles doivent commencer par se préserver de l'abattement et de la lassitude. Autrement elles s'apercevront promptement que non seulement leur propre travail, mais aussi leurs subordonnées se ressentent de cette fatigue, et elles comprendront que l'œuvre à laquelle elles consacrent vaillamment le reste de leur énergie souffre elle-même de cette lassitude ; je suis persuadée que leur désintéressement les portera à réfléchir plus sérieusement sur ce sujet.

Il y a beaucoup d'excuses pour ne jamais sortir, car une bonne cheftaine trouve toujours quelque chose à faire, mais le talent d'une cheftaine est de savoir tout arranger si bien que les malades ne

puissent s'apercevoir de son absence pendant qu'elle
se repose. Elle reviendra alors vers eux toute
rafraîchie physiquement et moralement. La nature
de ce repos est très individuelle, car il est impos
sible de définir ce qui constitue un repos et un
plaisir pour des caractères si différents. Ce temps
de repos doit être autant que possible passé hors de
l'hôpital et en tout cas toujours hors des salles.
Il est inutile de dire que celles qui passent presque
toutes leurs journées dans des salles d'hôpitaux ont
grand besoin de respirer un air plus pur. Cepen
dant rester constamment debout étant très éprouvant
pour une garde-malade, il est facile de comprendre
que de se reposer dans sa chambre avec un livre
intéressant ou en compagnie d'une amie, puisse
souvent paraître la manière la plus agréable à une
cheftaine très fatiguée d'employer ses heures de
liberté. Mais elle doit surtout éviter de prendre
l'habitude de consacrer ce temps de loisir à terminer
quelque chose dans son service, même si cela lui
paraît quelquefois nécessaire.

Je recommande à toutes celles qui se préoccupent
des devoirs d'une cheftaine ou qui veulent les
accomplir, de prendre *par principe* autant de récréa-
tions qu'elles en ont le droit, en considérant cela
comme le seul moyen d'atteindre leur but, ce but
étant naturellement de maintenir l'efficacité de
leur travail.

Les gardes-malades ne peuvent avoir aucune pré-
tention à l'*immunité* vis-à-vis des maladies qui frap-

pent leurs semblables, et si elles suppriment les conditions d'hygiène les plus élémentaires qui peuvent les préserver de la contagion, il est évident qu'elles seront plus aptes à y succomber et que non seulement leur caractère mais leur santé générale souffrira de cette négligence. « Je ne suis pas fatiguée de mon travail, mais je suis devenue très fatiguée en le faisant, » disait une fois une admirable cheftaine. Il faut prendre beaucoup de précautions pour éviter cette fatigue extrême, mais, si elle existe, il faut être la première à la signaler et à agir en conséquence.

Je voudrais recommander à chaque cheftaine non seulement de prendre son temps de loisir le plus régulièrement possible, mais aussi de demander une permission spéciale lorsque, dans certains cas (et cela arrive), leur travail étant très réduit par suite du petit nombre des malades ou toute autre cause, elles peuvent avoir quelques heures de liberté supplémentaires. Le point essentiel est la nécessité de prendre assez de temps de repos. Je ne crains pas que cette règle devienne un défaut, car toute cheftaine qui négligerait un travail urgent ou spécial pour aller se promener serait sans doute bien impropre pour remplir ses devoirs en beaucoup d'autres détails, et l'égoïsme est un défaut des plus graves pour une femme occupant un poste aussi important. L'effort qu'il faut faire pour préparer d'avance tout ce qui doit être fait en son absence empêche souvent une cheftaine de sortir, surtout si la perspec-

tive de cette sortie n'est pas assez attrayante pour
que cela vaille la peine de se déranger; mais il ne
faut pas se laisser aller à cette faiblesse.

Je n'ai pas parlé des soins aux malades dans ce
livre, parce que je suis persuadée que cette partie
de leurs devoirs n'est pas une de celles que les cheftaines oublient jamais. Aucune règle définie ne peut
être donnée quant à la quantité ou à la nature de
l'assistance pratique donnée au malade par la cheftaine en suivant les ordres du médecin; cela doit
être différent selon chaque cas.

Je voudrais seulement rappeler aux cheftaines
que cette responsabilité leur incombe et ne regarde
pas seulement leurs gardes-malades diplômées,
comme on le croit quelquefois à tort.

La cheftaine, en exerçant son droit indiscutable
de prendre elle-même la part active qu'elle juge
convenable des soins donnés aux malades, ne peut
être taxée par personne de manquer d'égards à ses
subordonnées. Comment, sans cela, pourrait-elle
connaître la condition exacte de ses malades et la
manière dont on pourvoit à leurs besoins?

Je ne veux pas insister sur l'importance d'un rapport complet sur tout ce qui touche les malades de
la part des gardes-malades diplômées et des élèves à
leur cheftaine. Au lieu de permettre que cette nécessité devienne un grief, une cheftaine intelligente en
fera simplement un moyen de surveillance active
sur ses patients et montrera ainsi qu'elle apprécie le
travail de ses aides. Mais, de leur côté, beaucoup de

gardes-malades oublient de rapporter toutes les questions intéressantes touchant leurs salles, à moins d'y être forcées. Elles s'en abstiennent peut-être par une idée fausse que l'information n'est pas désirée ou que c'est inutile de donner à la cheftaine la peine d'écouter des faits qui n'ont pas une importance vitale. La moindre réflexion leur montrerait leur erreur. Une parole aimable de la cheftaine, témoignant de sa sympathie pour les anxiétés et les travaux de chacune, est la meilleure marque d'intérêt qu'elle puisse donner pour se faire vraiment apprécier.

Il est difficile et presque impossible d'apporter toujours l'aide ou le soutien qui sont nécessaires, si les incidents pour lesquels on les réclame ne sont jamais formulés que par une plainte subite. D'ailleurs, c'est un devoir de rapporter à celles qui supportent le poids d'une grande responsabilité les détails pouvant leur permettre d'agir avec sagesse et en connaissance de cause, laissant ainsi peu de chances pour les décisions rapides, ce qui ne peut manquer d'arriver naturellement si les informations ne sont ni bien précises ni bien données aux cheftaines.

Le désir d'un secours réciproque devrait animer toutes celles qui remplissent des postes très variés dans une même institution et pour l'accomplissement d'une même œuvre. On peut dire que c'est dans cette aide mutuelle que consistent les devoirs caractéristiques de la carrière hospitalière.

Toutes celles qui ont passé dans nos salles peuvent rendre témoignage que ce principe de coopération est largement mis en pratique. Ceux qui ne regardent pas les choses seulement à la surface admettent encore plus volontiers qu'il y a là bien des choses à admirer.

Si je me suis surtout étendue sur ce qui devrait être accompli plutôt que sur ce qui a été déjà fait, ce n'est pas parce que je suis aveuglée ou portée à diminuer le mérite de ce qui existe, mais parce que je sens que ce qui a été fait prouve qu'un idéal encore plus élevé peut devenir *une réalité réalisable*.

Il serait oiseux de décrire ce que le travail de notre hôpital pourrait être, si les vingt-deux ou vingt-cinq cheftaines que nous y employons étaient toutes du type idéal que j'ai essayé de prendre comme un modèle, et comme un *modèle très réalisable* de cheftaine hospitalière.

Qu'un tel idéal ne puisse être universellement réalisé, cela ne prouve pas qu'il ne faille pas essayer de faire tout son possible pour y parvenir. La personne qui conserve encore des idées romanesques sur l'art de soigner les malades, peut trouver la pratique dure, mais elle ne peut prouver que le résultat soit moins noble que ses rêves. Celles qui ont perdu leur idéal, si elles en ont jamais eu, au milieu des détails prosaïques de leurs travaux journaliers, doivent se rendre compte que ce qu'on attend d'elles est bien plus élevé que l'accomplissement méthodique de leurs devoirs routiniers, et celles qui après bien des années d'expérience nous parlent encore de leur idéal ont vraiment compris ce qu'on entend par là.

Il y a une nécessité très grande pour des cheftaines hospitalières à se débarrasser des préjugés qu'elles ont acquis les premiers temps de leur stage, de même que pour les nouvelles recrues à débarrasser leurs esprits des notions préconçues qu'elles peuvent avoir apportées avec elles en entrant à l'hôpital. « Le présent est toujours plus grand que le passé, » et elles devraient reconnaître ce principe de progrès, d'agrandissement, si elles voient les choses clairement, au lieu de les voir avec leurs idées préconçues.

Un regard jeté en arrière sur nos écoles de gardes-malades est un grand encouragement pour le présent et l'avenir. Je n'ai aucun désir de voir nos cheftaines se contenter *de ce qui existe*, mais dans beaucoup de cas je me réjouis de les voir tourner leur attention vers les choses telles *qu'elles devraient* être.

Je voudrais souvent leur citer ce mot de Mme de Lambert à sa fille : « Il faut vous habituer à penser, les facultés de l'esprit s'étendent et s'accroissent par l'exercice; peu de personnes en font usage; savoir penser est un talent qui sommeille en chacune de nous. »

Je me suis abstenue dans ce livre de toute observation pouvant donner lieu à des réflexions sur le système « d'éducation des gardes-malades » employé dans les autres hôpitaux. J'ai seulement essayé de montrer ses devoirs à une cheftaine du London Hospital tels que je les comprends et à lui donner quelques idées sur l'administration générale particulière à notre hôpital, sans penser à faire adopter notre méthode par telle ou telle institution analogue.

Certaines de mes remarques sur l'administration générale pourront sans doute rendre service à d'autres hôpitaux, tandis que quelques-uns n'auront de vraie utilité que pour nos propres cheftaines; ces dernières, je l'espère, trouveront dans ce livre des conseils suffisamment pratiques pour les dédommager de la peine de le lire.

« Tout, ici-bas, dépend de la netteté des idées et de la fermeté de l'intention, » dit Gœthe. Le fait qu'elle a montré une persévérance suffisante pour acquérir l'expérience exigée pour son poste, atteste que toute cheftaine possède à un haut degré cette fermeté de volonté.

Je veux espérer que ces pages aideront toutes les cheftaines à acquérir cette netteté d'idées si nécessaire au succès de l'œuvre.

Je ne terminerai pas sans payer mon tribut d'admiration très réelle aux femmes admirables avec lesquelles j'ai été associée dans mon travail hospitalier. Les résultats palpables que j'ai constatés chez chacune fortifient mes convictions sur la grandeur et la noblesse de la vie hospitalière.

CHAPITRE VIII

Devoir des cheftaines envers les médecins.

Si l'original de cette traduction ne possède pas ce huitième chapitre, il a paru utile de l'ajouter au point de vue de la préparation des cheftaines françaises.

En Angleterre, depuis bientôt cinquante ans que Florence Nightingale a provoqué la réforme du personnel soignant des hôpitaux, les avantages de cette œuvre ont été si appréciés par le corps médical que les difficultés qui peuvent surgir entre gardes-malades et médecins de tous grades sont très rares. Aussi l'auteur des pages qui précèdent n'a point cru nécessaire de les mentionner au cours de cette étude.

Mais, en France, nous sommes encore bien loin de cet état de choses enviable. Il nous faut, pour comprendre la situation et les difficultés qu'elle comporte, esquisser rapidement l'organisation différente des établissements hospitaliers anglais et français.

En Angleterre, c'est l'initiative privée qui a fondé et qui entretient les hôpitaux correspondant, par les services qu'ils rendent, à nos hôpitaux civils. Ces hôpitaux sont administrés par des conseils d'administration composés de membres inamovibles, très fortunés, s'occupant par goût de questions philanthropiques. C'est à ces hôpitaux que sont rattachées les écoles de médecine de Londres, lesquelles se soutiennent par leurs propres ressources, mais demandent aux établissements hospitaliers, en retour des services rendus par les professeurs de clinique, la possibilité de préparer convenablement les futurs médecins en leur permettant d'étudier dans ces établissements.

L'hôpital est dirigé par une ancienne garde-malade d'expérience reconnue, ayant des aptitudes administratives, choisie avec soin par le Conseil d'administration, laquelle s'occupe, comme le ferait une « bonne maîtresse de maison », de tout ce qui se passe dans son intérieur. Généralement, il existe dans les établissements considérables un secrétaire chargé des rapports avec le grand public, de la comptabilité, des achats en gros, tandis que la directrice ne s'occupe que de ceux qui se font quotidiennement.

En France, la situation est tout autre : les hôpitaux civils, soutenus par des subventions municipales et départementales, sont placés sous l'autorité d'une Commission administrative composée de membres nommés par le préfet et de délégués du

Conseil municipal. Les premiers sont nommés pour quatre ans, leurs pouvoirs sont renouvelables et sont le plus souvent renouvelés ; les seconds suivent le sort du corps municipal qui les a désignés. Le maire est le président-né de la Commission administrative, mais les représentants du pouvoir préfectoral sont toujours plus nombreux que les délégués municipaux : quatre sur sept, cinq sur neuf.

On comprend aisément qu'une semblable constitution expose les Commissions administratives des hospices à subir le contre-coup de toutes les fluctuations politiques et ne présente aucune garantie de compétence technique, d'expérience acquise par une longue habitude des choses hospitalières. C'est ainsi que les hôpitaux ont été plus d'une fois révolutionnés dans un sens par une commission et orientés tout différemment par celle qui lui a succédé. Les membres de cette Commission se réunissent une fois par semaine et discutent toutes les questions qui leur sont soumises sur le fonctionnement des services hospitaliers.

Mais, pour représenter l'autorité de la Commission en tout temps, il existe dans chaque établissement un employé qui porte généralement le titre de « directeur », d'« économe-directeur », ou parfois simplement de « contrôleur », d'« agent du personnel ». Il arrive parfois que les membres de la Commission, fort occupés par leurs propres affaires, ne portent pas à la vie hospitalière un intérêt assez vif pour les pousser à connaître jusque dans les détails tout ce qui se passe dans les établissements placés sous leur direction et laissent à leur représentant une liberté illimitée.

D'autre part, le corps médical se désintéresse du côté administratif de l'hôpital, sans doute parce que l'élément médical n'a pas été assez souvent introduit au sein des commissions hospitalières, ce qui eût évité de la part de celles-ci des décisions et des mesures qui ne pouvaient qu'irriter les médecins. Il arrive alors que ces derniers prennent leur revanche quand l'occasion s'en présente, et c'est souvent le représentant de l'autorité administrative qui reçoit les reproches destinés à ses supérieurs.

Chacun se bornant à ne s'occuper que de sa part d'activité, sans tenir compte d'autres facteurs dans un milieu aussi complexe qu'est celui de l'hôpital, il en résulte un état de choses qui contraste étrangement avec ce qui existe en Angleterre, Suède et Hollande par exemple, où le plus parfait accord règne entre l'élément administratif et l'élément médical, pour le plus grand bien des malades et des finances hospitalières.

Vous n'arriverez pas au poste de cheftaine avant d'avoir reçu l'impression que médecins et administrateurs semblent être, de par le fait de leurs fonctions, « à couteaux tirés ». Si cette situation pénible a pu parfois vous amuser par son côté comique lorsque vous étiez une élève insouciante, vous ne devrez pas, si vous voulez être une cheftaine consciencieuse, conserver cette manière de l'envisager.

Votre devoir se dresse maintenant devant vous et il faut courageusement l'accomplir si vous voulez le bien de ceux qui vous entourent. Mais la tâche sera rude et il ne faudra point vous laisser rebuter. C'est ici que la cheftaine aura à faire preuve de *tact* et de *persévérance*, ces vertus toutes féminines. Aucune règle ne peut vous être donnée, car autant d'individus, autant de cas différents. Mais nous pouvons grouper sous différents chefs les principales difficultés que vous rencontrerez dans vos relations avec les médecins : *l'administration*, la *dépense hospitalière*, les *gardes-malades*, les *malades*.

Vous ne devez jamais oublier le double devoir qui vous incombe : de satisfaire et l'administration et le corps médical, vous souvenant que c'est la *Commission administrative* qui vous a chargée d'aider les *médecins*, ce qui impliquerait de la part de ces derniers une certaine reconnaissance envers elle si vous vous acquittez bien de votre tâche. Vos efforts devront toujours tendre à éviter tout conflit entre ces deux autorités et à ne jamais oublier que si l'administration qui vous héberge et vous salarie a le droit de compter sur votre entière obéissance, vous avez pourtant l'obligation d'exécuter tous les ordres du médecin concernant le traitement des malades.

Vous aurez donc besoin parfois de réfléchir pour vous rendre compte de la part qui revient à chacun dans certaines circonstances, et, lorsque les cas seront particulièrement compliqués, le plus sûr sera d'en appeler à votre directrice qui, souvent, pourra trouver une solution satisfaisant tous les partis.

Ceci m'amène à vous parler du rôle de la « Directrice », personnalité encore à peu près inconnue en France et que la réforme hospitalière introduit dans les établissements réorganisés, comme une conséquence forcée de la présence d'un personnel infirmier de moralité et d'éducation supérieures, constitué principalement par des jeunes filles qui ne peuvent être placées que sous une direction féminine.

Malheureusement, depuis de longues années, les hôpitaux ont accepté à titre d'infirmières des personnes dépourvues d'éducation, souvent de moralité, qui supportaient parfaitement l'autorité masculine du représentant de l'Administration avec toutes ses conséquences. Or, fait non moins fâcheux, il arrive trop souvent que ce représentant de l'Administration ne possède pas, vis-à-vis du corps médical, sinon une autorité, du moins un prestige suffisant pour qu'il lui soit possible d'accomplir, dans des conditions satisfaisantes, son rôle de directeur du personnel infirmier.

Il doit en être autrement pour votre Directrice, et c'est ce que vous devez vous efforcer de faire comprendre aux médecins. Vous êtes appelées à leur parler bien plus souvent que ne le sera votre Directrice et il vous sera facile, en leur montrant le res-

pect et la reconnaissance qu'elle vous inspire, de les
amener à avoir pour elle les égards qu'elle mérite.
En tout cas, vous arriverez toujours, si vous le
voulez bien, à obtenir tout au moins une attitude
convenable, ce qui sera peut-être beaucoup de la
part des médecins habitués à considérer « *la direction* » comme le bouc émissaire dans toutes les
circonstances désagréables.

Un « ménage d'hôpital » n'est pas facile à conduire, il faut tenir compte d'un grand nombre de
facteurs : opinions parfois contradictoires des administrateurs; règlements souvent surannés, mais
auxquels il faut encore se soumettre; pénurie de
fonds pour les dépenses les plus justifiées; difficultés de recrutement du personnel subalterne et
son insuffisance reconnue à l'égard des vertus les
plus nécessaires...; caractères très variés des divers
membres du personnel soignant; enfin, tous les
inconvénients qui résultent d'une organisation nouvelle qui, n'ayant encore pu faire ses preuves, est
discutée et critiquée par le dehors et, hélas! souvent
aussi par les personnes même qui la composent.

Toutes ces circonstances sont une source inépui-
sable de difficultés pour la Directrice et il arrive
trop souvent que les médecins, absorbés par leurs
devoirs professionnels, les ignorent ou ne veulent
pas en tenir suffisamment compte.

C'est ainsi que surgissent ces reproches parfois
assez vifs qui viennent troubler la quiétude d'une
salle de malades, les agitant par la pensée qu'ils sont

dans une maison où on refuse le nécessaire... Qui pourra jamais dire combien de malades ont été émus par ces sortes de discussions dont ils ne comprenaient pas la portée, mais qui leur donnait l'impression qu'ils étaient des victimes ou exposés à le devenir.

Vous devrez tout faire pour éviter ce malaise pénible aux malades que la misère et la maladie obligent à rester à l'hôpital. Il sera facile, en vous y appliquant, d'éviter ces scènes regrettables en donnant aux médecins, avant qu'ils soient auprès des malades, des explications leur montrant que la Directrice a fait tout son possible pour répondre à leurs désirs et en les invitant à s'entendre avec elle sur les moyens d'obtenir ce qu'ils jugent indispensable à leur service. Beaucoup de malentendus seraient ainsi évités et peut-être que les médecins, connaissant mieux les difficultés matérielles qui paralysent souvent les Commissions administratives, s'efforceraient de faire appel aux sentiments généreux de leurs clients fortunés et reconnaissants, pour combler les lacunes dont peuvent souffrir les services hospitaliers. Ils cesseraient peut-être ainsi de considérer l'Administration comme leur ennemie naturelle, en collaborant plus directement à la même œuvre.

Vous voyez quels beaux et bons résultats votre influence pourrait avoir si elle est inspirée par une haute conception de ce que doit être l'hôpital pour le malheureux qui vient y chercher la santé.

La dépense hospitalière! Quels sont les hôpitaux
qui ont le bonheur de pouvoir toujours faire face
aux achats perpétuels, aux réparations constantes,
aux agrandissements qui s'imposent, sans voir se
dresser le déficit redouté et souvent traîné d'année
en année, faisant boule de neige?

Une nouvelle cause de dépenses, et de dépenses
considérables, a surgi depuis quelques années par
la transformation qu'a subie la chirurgie. Vous êtes
trop jeunes pour vous rendre compte de l'accrois-
sement considérable des frais nécessités par les pansements modernes résultant de l'application des
méthodes d'asepsie et antisepsie. Vous devez vous
appliquer à étudier tous les moyens d'éviter le gaspillage de substances et d'objets si facilement mis
hors d'usage. Je suppose, bien entendu, que vous
dressez vos gardes-malades dans ces principes et je
compte qu'elles vous seconderont pour éviter que
les médecins (dans leur désir légitime d'assurer
l'asepsie de leurs opérés) n'exigent une consommation exagérée de pansements qui eût pu être évitée
avec un peu de réflexion et beaucoup de précautions
de votre part. L'ordre, la méthode que vous intro-
duirez dans votre section contribuera puissam-
ment à vous acquérir la confiance des médecins, et
ils seront sûrement tout prêts à écouter les remarques
que vous pourrez faire sur la possibilité d'employer
tel ou tel bandage plus solide qui évitera le renouvellement du pansement trop tôt défait, tel système
qui réduira la consommation trop considérable

d'une substance plus coûteuse que d'autres. Vous serez surprise de découvrir combien souvent les médecins ignorent le prix de tout ce qu'ils demandent et emploient si largement dans leur service hospitalier.

Quelques chiffres à l'appui confiés au chef de service le pousseront souvent à réprimer avec indignation l'emploi superflu de substances coûteuses fait par ses aides.

Les étudiants, futurs médecins, ont tout intérêt à apprendre à atteindre leur but avec le minimum de dépense, car sans cette notion, en débutant dans la clientèle, ils se nuiront inconsciemment en occasionnant à leurs clients des dépenses que des praticiens plus expérimentés savent leur éviter.

De plus, il vous sera indispensable d'agir pour les pansements comme pour le linge, je veux dire de tenir toutes les provisions enfermées à clef.

Une salle d'hôpital est un peu comme un champ de foire, on y rencontre toute espèce de gens, depuis les plus respectables jusqu'aux chemineaux douteux. Bien des gens se croient autorisés à se fournir d'ouate, de gaze, de bandes, voire même de solutions antiseptiques et d'instruments aux frais de l'hôpital. Il en est parmi ces pillards qui appartiennent à une catégorie de personnes estimées incapables de ce genre de braconnage et qui ne considèrent pas du tout se rendre coupables d'une mauvaise action en garnissant leurs poches de ce dont ils peuvent avoir besoin pour eux-mêmes ou pour

d'autres. Cela vient sans doute de cette idée fausse
que l'hôpital, avec tout ce qu'il contient, est un bien
public. Cependant, il faudra vous garder d'accuser
qui que ce soit de vol, sauf le chat! Mais dans une
salle bien ordonnée, bien surveillée, ce genre de
détournement, disons le mot, sera vite réprimé
pour le plus grand bien de l'hôpital.

Souvenez vous toujours que le *bien du pauvre* est
un *bien sacré* et que toute dépense injustifiée, tout
gaspillage, tout détournement de fournitures destinées aux services de l'hôpital, est une faute grave
dont une cheftaine consciencieuse ne doit pas se
rendre solidaire. Elle ne devra jamais perdre de vue
cette pensée, et instinctivement elle empêchera par
certaines précautions la détérioration du bon linge
par des substances caustiques, elle évitera de laisser
exposés loin de toute surveillance les instruments
fragiles, si rapidement détériorés par des mains
aussi hardies qu'inexpérimentées. Les dégâts de
toute provenance entrent pour une grosse part dans
la dépense hospitalière, et ce sont là des frais qu'il
est pénible d'avoir à supporter quand tant d'autres
choses utiles pourraient être obtenues avec ces
sommes si sottement dépensées.

Par contre, n'imitez jamais ces gardes-malades
peu consciencieuses qui, pour s'éviter de la peine
ou par une fausse conception de l'économie hospitalière, refusent aux médecins des fournitures
qu'elles ont en provision. Tout votre désir doit être
de satisfaire, dans la mesure du possible, les méde-

cins et faciliter toujours davantage leur mission en leur procurant tout ce qu'il faut pour les malades.

Les *gardes-malades* placées sous votre autorité seront parfois une source de grosses difficultés dans vos relations avec les médecins.

Ici, plus encore que dans toute autre circonstance, vous devez confier vos soucis à votre Directrice. Son expérience plus considérable de la vie hospitalière et des choses humaines pourra prévenir des désagréments plus sérieux et de par son autorité indiscutable elle pourra remplacer ou révoquer les gardes-malades dont la tenue ne serait pas correcte. En tout cas, ne prenez jamais un médecin, quel que soit son grade, comme le confident de vos préoccupations à l'égard de votre personnel. C'est là non seulement une question d'étiquette hospitalière, mais une nécessité résultant de l'appréciation forcément très spéciale qu'aura toujours un homme à l'égard d'une femme jugée par une autre femme. Si les hommes étaient bons juges dans les controverses féminines, il n'aurait pas été nécessaire de créer la Directrice, à l'instar de la « matron » anglaise. Mais c'est une chose reconnue de tous maintenant que si l'on veut assurer le comme il faut, la haute moralité du personnel infirmier, il faut placer à sa tête une femme possédant ces qualités. D'ailleurs, vous savez qu'une circulaire gouvernementale a enjoint aux commissions administratives de procéder de la sorte; nous n'avons donc pas à discuter cette question.

Vous n'avez aucune autorité sur les médecins, bien entendu, mais vous l'avez sur vos aides et il vous sera facile de surveiller leur attitude et d'exiger d'elles le maintien absolument réservé que doit observer une garde-malade qui veut être respectée. Que de fois n'a-t-on pas vu des étudiants chercher à établir des relations familières avec des gardes-malades, sous prétexte de bonne camaraderie, d'intérêt commun dans la science, de collaboration au lit des malades... et finalement, leur but atteint, s'amuser aux dépens de celles qui les avaient crus sincères !

Il vous sera souvent difficile, comme cheftaine, de faire comprendre à vos gardes-malades que ce n'est point pour monopoliser l'attention des médecins que vous voulez la détourner d'elles. Votre tenue personnelle sera la meilleure réponse à de pareilles suppositions. Vous vous appliquerez à éviter avec le personnel médical toute conversation n'ayant pas trait au service et vous ne supporterez aucune attitude, aucune parole, aucun acte que vous blâmeriez à l'égard de vos aides.

Ainsi, vous vous abstiendrez, vous et vos aides, de parler aux étudiants de la vie intérieure de l'école ou de vos affaires personnelles ; de même, vous éviterez d'écouter tout ce que les jeunes gens pourront avoir à raconter sur leurs faits et gestes.

Il y a des jeunes filles à l'esprit romanesque qui, dès qu'elles se trouvent en présence d'un homme, se croient l'objet de ses attentions. D'autres, dans

leur enthousiasme de débutantes, sont disposées à
parer de tous les mérites non seulement le respecté
chef de service, mais jusqu'au moindre étudiant en
médecine. Il importe que la cheftaine s'applique à
réformer ces deux travers, et, mettant à profit son
expérience, fasse comprendre avec délicatesse et
avec bonté les réalités de la vie et montre sous les
séductions trompeuses du jour les déboires amers
et les désespoirs impuissants du lendemain.

Par une sorte de tradition bizarre, les jeunes élèves en médecine affectent souvent au début de leurs
études une liberté d'allures et de langage qui, chez
ceux dont l'éducation première laisse à désirer,
dégénère parfois en véritable grossièreté. Les élèves
gardes-malades ne doivent jamais tolérer d'être victimes d'une si déplorable façon d'agir. Elles doivent
se retirer avec dignité et en référer aussitôt à leur
cheftaine, qui en avertira la Directrice. Et si, par
impossible, cette dernière demeurait impuissante
à réprimer les écarts d'une individualité faisant
tache au milieu de la jeunesse studieuse des hôpitaux, il est bien certain que le chef de service, dont
on invoquerait l'autorité, saurait réprouver et au
besoin punir l'outrage commis.

A l'époque où la chirurgie n'était exercée que
par des barbiers et des maréchaux, on pouvait
admettre une certaine grossièreté chez ces praticiens d'ordre inférieur. Aujourd'hui ce n'est plus,
hâtons-nous de le dire, qu'une fanfaronnade de
débutants, une gourme de jeunesse bientôt lâchée,

mais qui ne doit pas souiller la robe bleue et le
tablier blanc de la garde-malade penchée à côté de
l'étudiant sur les mêmes plaies, sur les mêmes
douleurs. Toutes ces manières vulgaires et cho-
quantes, tous ces mots déplacés disparaîtront sûrement à mesure que l'atmosphère hospitalière
deviendra plus morale, plus *pure* à tous les points
de vue, grâce à l'influence de la garde-malade.

Enfin, je vous donnerai un petit conseil pratique.
Efforcez-vous de distribuer le service de la salle
avec assez de précision pour qu'il soit laissé le
moins de latitude possible au favoritisme des médecins. C'est là votre *droit*. Les médecins ont celui
d'exiger que les soins soient bien donnés, mais
c'est vous qui devez désigner, selon votre jugement
et votre expérience, la garde-malade nécessaire.
Vous ne devez jamais perdre de vue cette règle, que
le *dressage* des élèves dépend de vous et de votre
aide et *non des médecins*.

Et maintenant, quel est votre rôle entre le médecin et le *malade* ? Il est tout à la fois grand et effacé.
L'hospitalisé ne ressemble point au malade soigné
à domicile par un médecin de son choix.

Le malade soigné chez lui a toujours cette assu-
rance et cette garantie que le médecin appelé par
lui aura, avant tout, souci de lui plaire, de le soigner au mieux, de le guérir le plus rapidement et
le plus complètement possible. Alors même que
le malade est incapable d'apprécier les soins qui

lui sont donnés, sa parenté, son entourage sont là
pour observer, sinon pour contrôler les actes du
médecin, dont l'avenir et la réputation dépendent
trop souvent de ces sortes d'appréciations, aussi
irrévocables que parfois incompétentes.

L'hospitalisé, par contre, réduit par la maladie
et la misère à recourir aux soins d'un médecin qu'il
ne connaît pas et dont il est incapable de discerner
la valeur scientifique, n'est qu'un *numéro* au point
de vue administratif et demeure trop souvent *un
cas* au point de vue médical. Mais pour vous, qu'il
soit toujours votre semblable, un autre être hu-
main, souffrant moralement et physiquement. Vous
ne lui devez pas seulement vos soins maternels,
vous lui devez aussi, et c'est le plus beau côté de
votre mission, le réconfort, la sympathie et cet
adoucissement suprême, l'espérance qu'un geste,
qu'une parole suffisent à entretenir vivace jusqu'à
la dernière minute de l'existence.

Il pourra vous arriver de devenir parfois pour
vos malades une véritable protectrice, en les rassu-
rant à l'égard des médecins, en leur soufflant cette
confiance qui, j'espère, vous sera toujours inspirée
par eux et que chaque malade devrait éprouver à
l'égard de celui qui s'efforce de lui rendre la santé.

En ce qui concerne les malades femmes, vous
serez appelées à user de votre influence et de votre
habileté pour leur éviter des froissements de pudeur
qui leur sont souvent très pénibles, sans compro-
mettre nullement les soins médicaux. Il arrive par-

fois que dans les hôpitaux-cliniques, les droits les plus sacrés de la femme sont méconnus sans qu'il y ait eu de la part des uns ou des autres l'intention manifeste de blesser les sentiments de la malade.

On ne peut demander aux chefs de service, préoccupés de questions scientifiques, absorbés par la marche inquiétante de certaines affections, de réfléchir à ces détails. Il en est pourtant, mais ils sont rares, qui y pensent malgré tout, et il n'est pas de spectacle plus émouvant que celui d'un grand professeur ayant pour les pauvres malades de l'hôpital des égards semblables à ceux que prodiguent tous les médecins aux malades riches.

Vous devrez donc, si vous n'avez pas le bonheur de tomber sur un tel chef, vous efforcer de trouver des moyens pour diminuer autant que possible la violence faite aux sentiments de pudeur inhérents à toutes les femmes, si corrompues qu'elles puissent être. Il pourra vous arriver même de constater que les efforts que vous ferez ou qui seront faits pour vous faire plaisir, auront pour résultat de faire renaître un sentiment de dignité chez les femmes les plus méprisables, qui peut-être sera l'origine et le début de leur relèvement! De même votre attitude suffira souvent pour empêcher entre médecins et malades des conversations et des manières offensantes pour les femmes honnêtes, et qui n'ont aucune utilité au traitement.

Vous aurez souvent l'occasion d'entendre les médecins discuter des diagnostics et vous saisirez

ainsi des renseignements confidentiels au sujet des-
quels s'impose l'obligation du « secret médical »;
vous devrez soigneusement garder vous-même ce
secret si vous ne voulez pas perdre l'estime du corps
médical. En effet, quelle que soit la source de l'in-
discrétion commise, les médecins seront toujours et
avec raison solidaires dans la condamnation d'une
personne qui serait capable de méconnaître à ce
point son devoir professionnel.

Efforcez-vous dans toutes les circonstances de
votre vie professionnelle d'être les collaboratrices
attentives, obéissantes et dévouées des médecins. A
eux la science, à eux la lourde responsabilité du
diagnostic de la maladie, de la prescription théra-
peutique, de l'intervention chirurgicale; à vous la
charge non moins grave de la surveillance du
malade, de l'observation des phénomènes qu'il présente dans l'intervalle des visites et de l'application
du traitement; à vous surtout pendant les longues
heures de douleur, la sublime mission d'adoucir
d'un geste, d'une parole de commisération et d'encouragement, la souffrance physique et morale de
ceux que vous disputez à la mort.

Si vous comprenez ainsi votre rôle, vous méri-
terez et vous gagnerez sans conteste la sympathie
du corps médical, si tenaces que soient les préven-
tions.

Travaillant à côté du praticien, subissant les
mêmes dégoûts, affrontant les mêmes dangers, vous
serez bientôt considérée par lui comme une auxi-

liaires dont les intérêts sont liés aux siens et dont
l'active coopération est essentiellement utile à l'accomplissement de sa haute mission sociale.

Soyez toujours fières d'être collaboratrices des
médecins, qui exposent constamment leur vie pour
sauver celle de leurs malades, de ces héros autrement méritoires que les guerriers qui cueillent des
couronnes de gloire en détruisant la vie de leurs
semblables.

Et maintenant, après avoir lu ces pages, ne dites
pas : « C'est impossible, je ne pourrai jamais
accomplir tous ces devoirs! »

Si vous comprenez leur importance, le premier
pas est déjà fait, et si vous aimez votre belle profession, vous trouverez sans peine le moyen de faire
face à ces multiples exigences, ne perdant jamais
de vue l'idéal que vous devez sans cesse vous efforcer d'atteindre!

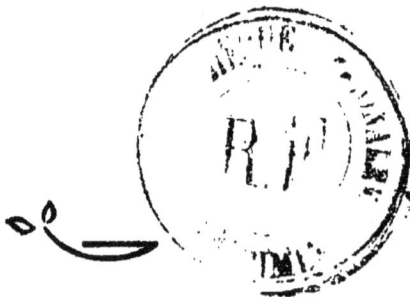

TABLE DES MATIÈRES

><+><

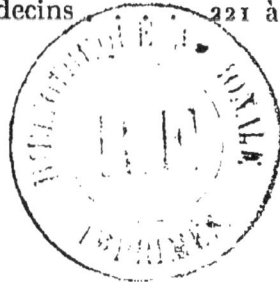

Bordeaux. — Imp. G. GOUNOUILHOU, 9-11, rue Guiraude.

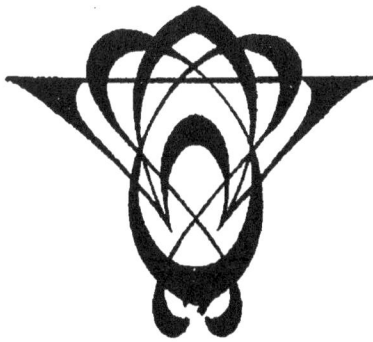